职业健康促进与管理

何家禧　主编

中国环境出版集团・北京

图书在版编目（CIP）数据

职业健康促进与管理 / 何家禧主编 .—北京：中国环境出版集团，2019.1（2019.10 重印）
ISBN 978-7-5111-3872-9

Ⅰ. ①职… Ⅱ. ①何… Ⅲ. ①劳动卫生－卫生管理 Ⅳ. ① R13

中国版本图书馆 CIP 数据核字（2018）第 295821 号

出 版 人　武德凯
策划编辑　徐于红
责任编辑　王　菲
责任校对　任　丽
封面设计　岳　帅

出版发行　中国环境出版集团（100062 北京市东城区广渠门内大街16号）
网　　址：http://www.cesp.com.cn
电子邮箱：bjgl@cesp.com.cn
联系电话：010-67112765（编辑管理部）
010-67162011（第四分社）
发行热线：010-67125803　010-67113405（传真）
印　　刷　北京中科印刷有限公司
经　　销　各地新华书店
版　　次　2019年1月第1版
印　　次　2019年10月第2次印刷
开　　本　880×1230　1/32
印　　张　6.125
字　　数　150千字
定　　价　20.00元

《职业健康促进与管理》编委会

主　编：何家禧

编　委：王海军　左　弘　石新山　毕　静

朱晓玲　乔　汉　刘　婧　何静雯

何　坚　何家禧　张敏红　罗孝文

周　伟　柴可葳　翁少凡　郭　翔

绘　图：柴可葳　何静雯

前　言

人民健康是民族昌盛和国家富强的重要标志。我国已通过了《“健康中国 2030”规划纲要》，习近平总书记在党的十九大报告中也明确提出实施健康中国战略，标志着党对人民健康重要价值的认识达到了新高度，强调要把人民健康放在优先发展的战略地位，努力做到全方位、全生命周期地保障人民健康。

“健康中国，职业健康先行”，职业人群作为社会发展的中坚力量，其健康水平直接关系着人类的发展进程。建立和完善适应社会发展的职业健康管理与职业健康促进工作体系，倡导有益健康的生产、生活方式，对减少和控制职业伤害、职业病及职业相关疾病的发生有着重要的现实意义。鉴于此，我们依据有关职业卫生相关的法规、标准和规范，在总结职业健康促进工作经验的基础上，系统地介绍了职业健康管理、职业健康促进、职业病危害防控等内容，力求概念明确、内容严谨、简明扼要，具有针对性、可行性和实用性，可供职业健康专业人员、用人单位职业卫生管理人员使用。

鉴于我们的经验和水平有限，加上时间仓促，本书难免存在缺漏和不足，望同仁及读者指正。

何家禧

2018 年 7 月

目　录

1 职业健康管理体系

1.1 职业健康的概念

劳动者是社会主义现代化建设的主力军，职业健康旨在保护劳动者健康，只有健康的劳动者，才能延续国家的繁荣。

1.1.1 职业健康的定义

职业健康是一门综合性的学科，各国在不同时代的提法不一，如“劳动卫生”“职业卫生”“工业卫生”“产业医学”等，多数国家包括我国目前倾向于“职业健康”这一提法。

职业健康的定义可归纳为预测、识别、评估和控制工作场所产生或存在的对作业人员健康造成损害的职业性有害因素，保护和促进劳动者的身心健康。

1.1.2 职业健康的目的

职业健康的目的在于：

◇保护和促进劳动者健康；

◇改善工作环境，为劳动者提供符合职业健康要求的工作条件；

◇构建社会职业健康文化。

1.1.3 职业健康研究范围

职业健康研究范围包括工业、农业、商业、交通、科研、教育和行政管理等行业所有职业人群，重点为职业病及职业相关疾病的预防与控制。

1.1.4 职业健康学科

职业健康经过多年的发展，已经形成了一个比较完整的现代职业健康学科体系，涉及学科包括医学、心理学、生理学、流行病学、毒理学、遗传学、统计学、康复医学、职业医学、人机工效学、物理学、化学、工程学等。

1.1.5 职业病

职业病是指企业、事业单位和个体经济组织等用人单位的劳动者在职业活动中，因接触粉尘、放射性物质和其他有毒有害因素而引起的疾病。目前我国法定的职业病有132种。职业病具有如下特点：

◇病因明确，即职业病危害因素；

◇接触人数多，患病数量大；

◇分布行业广，中小企业危害严重；

◇在接触同样有害因素的人群中常有一定数量的发病率；

◇控制病因后可以消除或减少发病；

◇目前的职业病报告不能反映实际情况；

◇具有隐匿性、迟发性的特点；

◇多数职业病无特效治疗方法，确诊越晚疗效越差；

◇群发性事件增多，影响社会和谐。

1.1.6 职业病危害因素

职业病危害因素是指职业活动中影响劳动者健康的、存在于生产工艺过程以及劳动过程和生产环境中的各种危害因素的统称。

职业病危害因素按其产生的来源分为三大类：

◇生产工艺过程中的有害因素；

◇劳动过程中的有害因素；

◇生产环境中的有害因素。

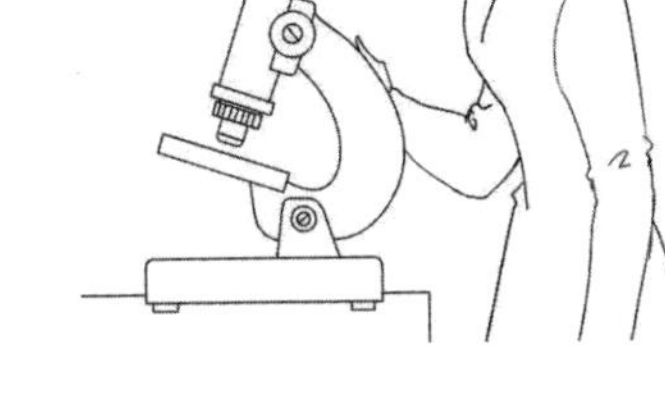

职业病危害因素按致病因素分为六大类：

◇粉尘；

◇化学因素；

◇物理因素；

◇放射性因素；

◇生物因素；

◇其他因素。

1.1.7 工作相关疾病

工作相关疾病泛指一切与工作有关联的疾病、伤害等健康问题，其特点如下：

◇工作因素不是唯一和直接的病因，是疾病发生和发展的诸多因素之一；

◇工作因素影响了健康，促使潜在的疾病显露或使已有的疾病加重；

◇通过改善工作条件，可控制或缓解所患的疾病。

1.1.8 个体健康影响因素

对于同一工作场所从事同一工种的职业人群，其发生职业性损伤的概率和程度也有差别，主要的影响因素如下：

◇遗传因素；

◇年龄和性别的差异；

◇机体的抵抗和康复能力；

◇其他疾病和精神因素；

◇生活方式或个人习惯。

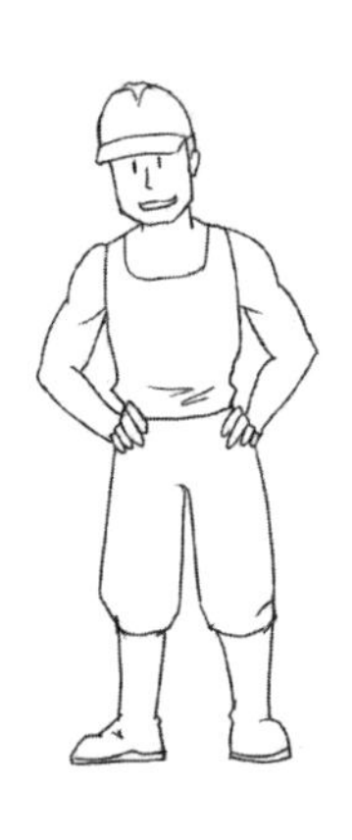

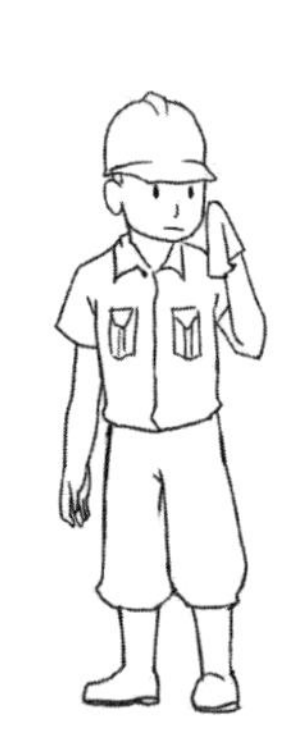

具有以上个体危险因素的易感或高危人群，比较容易遭受职业性损害。

1.1.9 职业危害的防控

职业健康的目标是控制工作场所中的危害因素，其预防和控制措施包括：

◇消除和替换；

◇工程措施；

◇管理措施；

◇个体防护。

实际上，在工艺上仍难以消除有害因素，而采取无毒代替有毒或低毒代替高毒方面的技术却不多。因此，通过改进生产工艺、加强密闭通风、提高机械化和自动化作业程度等工程控制手段是目前首选措施之一。

如工程控制措施仍无法完全消除化学毒物的危害，可考虑采取作业管理和个体防护补充措施。其中作业管理措施包括培训教育、健康促进以及改变劳动者工作时间或方式等内容；个体防护只能作为最后使用的措施，即在职业危害因素超过职业卫生限值时使用。

1.1.10　职业损害的三级预防

用人单位负有职业病防治的主体责任。职业病是人祸，但可以预防。职业损害应按三级预防措施加以控制。

1.1.10.1　第一级预防

第一级预防又称病因预防，是从根本上消除或控制职业性有害因素对人的作用和损害，内容包括：

◇改进生产工艺和生产设备；

◇合理利用防护设施及个人防护用品；

◇培养良好的健康行为和生活方式；

◇积极宣贯职业健康法规、标准、规范。

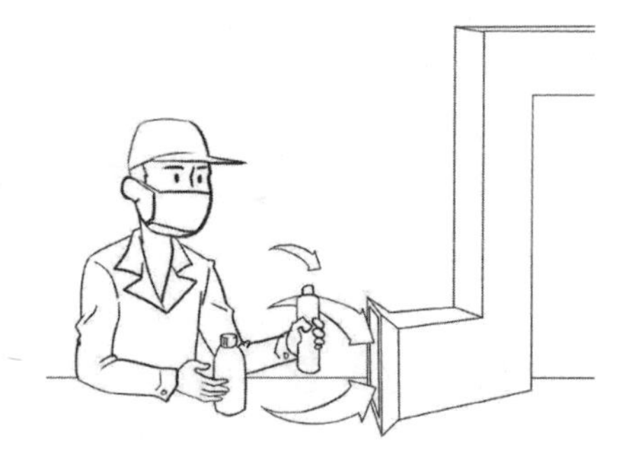

1.1.10.2　第二级预防

第二级预防，是早期检测和诊断人体受到职业性有害因素所致的健康损害，内容包括：

◇定期对工作场所职业性有害因素进行检测；

◇定期组织接触者进行职业健康检查；

◇早期发现病损并予以早期治疗、干预。

1.1.10.3　第三级预防

第三级预防，是指对职业损害的病患给予积极治疗和促进康复的措施，包括：

◇调离原有工作岗位；

◇给予合理的治疗；

◇职业健康康复，预防并发症。

三级预防体系相辅相成。实施源头预防、早期检测、早期处理，促进康复，预防并发症，改善生活质量是职业健康促进与管理的精髓。

1.2 职业健康法规

职业健康立法归功于18世纪工业革命。工业化进程相继出现了职业健康方面的问题，引起了社会各界的广泛关注。我国政府一向重视职业健康工作，相关职业健康法规的发展起步也经历了从无到有，从规范性文件和部门规章发展到综合的、全面的、适用范围更为广泛的法律法规。

1.2.1 立法情况

我国先后颁布了一系列职业健康方面的管理文件。在此基础上，1987年12月颁布了《中华人民共和国尘肺病防治条例》，1988年6月颁布了《女职工劳动保护规定》。改革开放后，为适应职业安全健康管理的需要，1994年7月颁布了《中华人民共和国劳动法》。

随着经济及工业的发展，我国的职业病危害十分严重，职业病发病率呈上升趋势。在传统的职业病危害尚未得到完全控制的情况下，新的职业病危害又不断产生，对劳动者的健康构成新的威胁。例如，在引进与开发新技术、新工艺、新材料的同时，不断产生新的职业病危害；新兴产业的发展带来各种新的职业病危害；在乡镇企业迅猛发展和外资企业大量涌入的同时，职业病危害从城市向农村转移，从经济发达地区向经济发展较慢的地区转移，从国外向国内转移；在我国经济高速发展的同时，大批农村劳动力进入各种类型的缺乏职业卫生保障的企业，加上其流动性和不稳定性，带来的各种职业病危害明显增加，对劳动人群健康所造成的损害日趋严重。20 世纪末和 21 世纪初，有卫生专家预测，如不采取有效防治措施，今后将有大批职业病病人出现。因粉尘、放射污染和有毒、有害作业导致劳动者患职业病死亡、致残、部分丧失劳动能力的人数不断增加，其危害程度远远高于生产安全事故和交通事故。鉴于此，社会各界呼吁制定职业病防治法律。为预防、控制和消除职业病危害，防治职业病，保护劳动者健康及其相关权益，促进经济发展，2001 年 10 月 27 日第九届全国人民代表大会常务委员会第二十四次会议通过了《中华人民共和国职业病防治法》（以下简称《职业病防治法》）。该法分总则、前期预防、劳动过程中的防护与管理、职业病诊断与职业病病人保障、监督检查、法律责任、附则共 7 章 79 条，自 2002 年 5 月 1 日起施行。

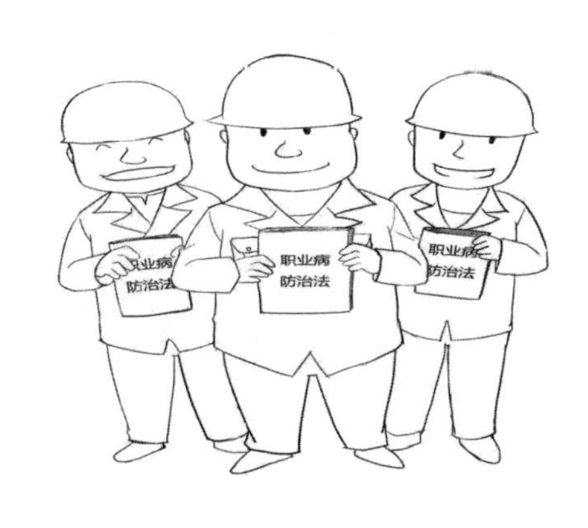

1.2.2 法律修改情况

《职业病防治法》实施以来，对预防、控制和消除职业病危害，防治职业病，保护劳动者健康及相关权益方面发挥了重要的作用，对我国职业卫生工作产生了历史性的、巨大的影响。但在实际操作以及经济改革与转型的过程中，职业病危害问题依然突出，个别地区出现了职业病诊断难、鉴定难、维权难的情况，职业病危害调查、取证、监管难问题时有发生，相关的“开胸验肺事件”、过高的职业病和工伤发病率已影响到社会的和谐并引起政府和专业人士的高度关注。2011 年 12 月 31 日第十一届全国人民代表大会常务委员会第二十四次会议通过了《关于修改〈中华人民共和国职业病防治法〉的决定》，这是我国第一次对《职业病防治法》进行修正。

随着作业场所职业卫生监管职能的调整，国家对职业卫生“三同时”监管工作的方式和内容也做出了相应的调整，2016 年 7 月 2 日第十二届全国人民代表大会常务委员会第二十一次会议通过了《关于修改〈中华人民共和国节约能源法〉等六部法律的决定》，其中就包括了中华人民共和国主席令第四十八号公布的要第二次修改的《中华人民共和国职业病防治法》。

为进一步完善职业健康检查和职业病诊断工作，最大限度地满足劳动者健康保障的需要，2017 年 11 月 4 日第十二届全国人民代表大会常务委员会第三十次会议通过了《关于修改〈中华人民共和国会计法〉等十一部法律的决定》，其中包括第三次修改的《中华人民共和国职业病防治法》。

为落实国家机构改革、政府职能转变和“放管服”改革要求，2018 年 12 月 29 日第十三届全国人民代表大会常务委员会第七次会议通过了《关于修改〈中华人民共和国劳动法〉等七部法律的决定》，其中就包括了中华人民共和国主席令第二十四号公布的第四次修改的《中华人民共和国职业病防治法》。

1.2.3 法律体系

职业病防治相关的法律体系主要包括法律、法规、规章和规范

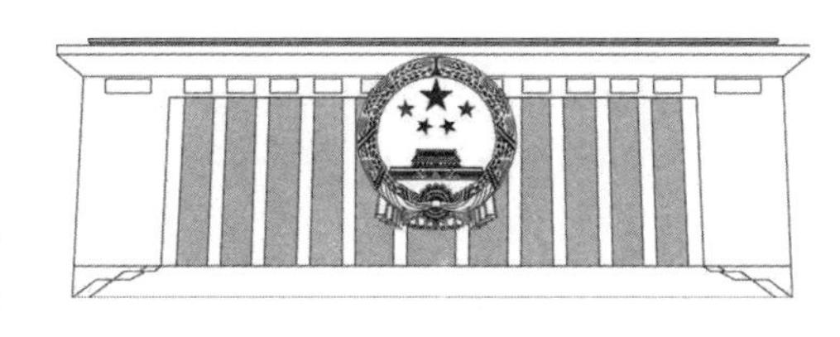

四个层级。

1.2.3.1 法律

法律是由享有立法权的立法机关行使国家立法权，依照法定程序制定。全国人民代表大会和全国人民代表大会常务委员会为我国的立法机关。职业健康管理方面的法律举例如下：

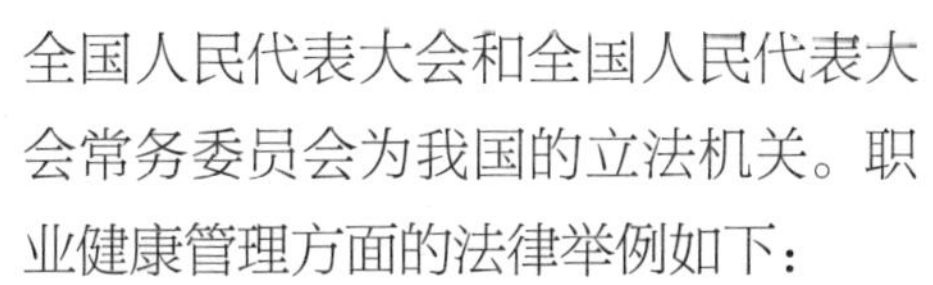

◇《中华人民共和国职业病防治法》；

◇《中华人民共和国安全生产法》。

1.2.3.2 法规

法规是国家机关制定的规范性文件，如国务院制定和颁布的行政法规，省、自治区、直辖市人民代表大会及其常务委员会制定和颁布的地方性法规。职业健康管理方面的法规举例如下：

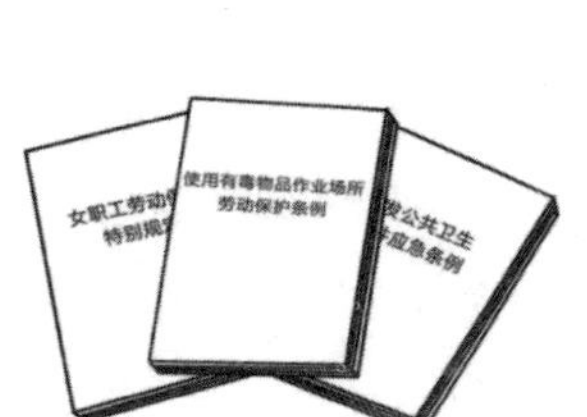

◇《使用有毒物品作业场所劳动保护条例》；

◇《女职工劳动保护特别规定》；

◇《突发公共卫生事件应急条例》。

1.2.3.3 规章

规章是行政性法律规范文件，主要指国务院组成部门及直属机构，省、自治区、直辖市人民政府及省、自治区政府所在地的市和设区市的人民政府，在其职权范围内，为执行法律、法规而制定的规范性文件。职业健康管理方面的规章举例如下：

◇《工作场所职业卫生监督管理规定》；

◇《职业病危害项目申报办法》；

◇《用人单位职业健康监护监督管理办法》；

◇《建设项目职业病防护设施“三同时”监督管理办法》；

◇《职业病诊断与鉴定管理办法》。

1.2.3.4 规范

规范是指管理部门按照既定标准和规范制定的具体操作要求，使某一行为或活动达到或超越规定的标准。职业健康管理方面的规范举例如下：

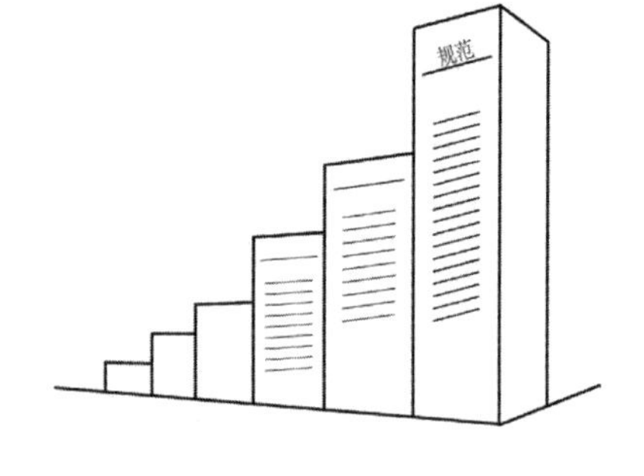

◇《防暑降温措施管理办法》；

◇《职业卫生档案管理规范》；

◇《用人单位职业病危害告知与警示标识管理规范》；

◇《用人单位劳动防护用品管理规范》；

◇《用人单位职业病危害因素定期检测管理规范》；

◇《职业病分类和目录》；

◇《职业病危害因素分类目录》；

◇《工业企业职工听力保护规范》。

1.3 职业健康标准

职业健康标准是以保护劳动者健康为目的，对劳动条件或工作场所的卫生要求做出的技术规定，是实施职业卫生法律、法规的技术规范，是职业卫生监督管理的法定依据。

职业健康标准体系主要包括设计标准、职业接触限值、职业健康检查、作业场所管理与卫生防护、个人职业病防护用品、职业病危害告知、报警装置设置、职业卫生检测、职业健康风险评估、职业健康促进密闭空间和人类工效学等方面的内容。

1.3.1　设计标准

设计方面的标准主要包括：

◇《工业企业设计卫生标准》；

◇《工业企业总平面设计规范》；

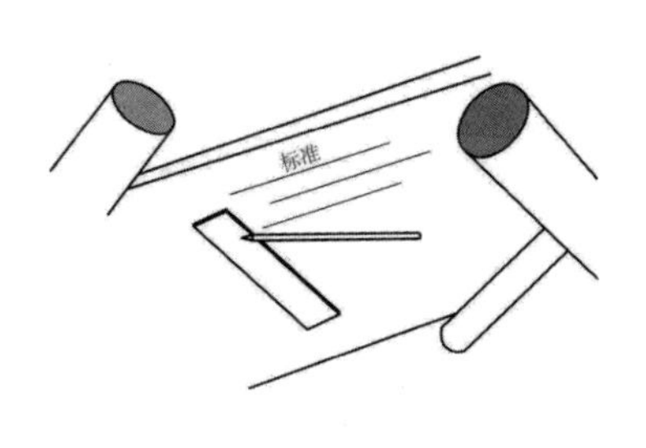

◇《生产过程安全卫生要求总则》；

◇《生产设备安全卫生设计总则》；

◇《工业建筑供暖通风与空气调节设计规范》；

◇《建筑照明设计标准》；

◇《建筑采光设计标准》；

◇《排风罩的分类及技术条件》；

◇《工业企业噪声控制设计规范》。

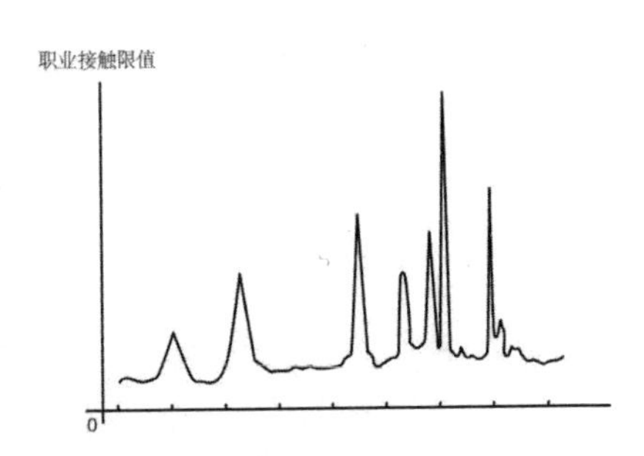

1.3.2　职业接触限值

职业接触限值方面的标准主要包括：

◇《工作场所有害因素职业接

触限值　第1部分：化学有害因素》；

◇《工作场所有害因素职业接触限值第2部分：物理因素》。

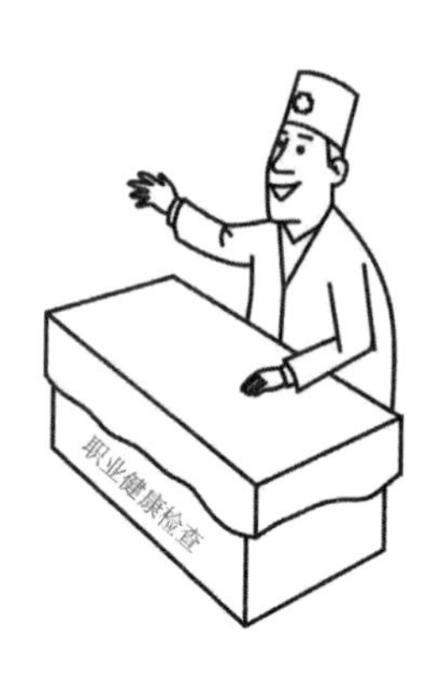

1.3.3　职业健康检查

职业健康检查方面的标准主要包括：

◇《职业健康监护技术规范》；

◇《放射工作人员职业健康监护技术规范》。

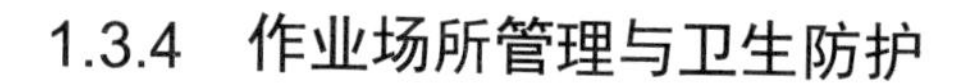

1.3.4　作业场所管理与卫生防护

作业场所管理与卫生防护方面的标准主要包括：

◇《用人单位职业病防治指南》；

◇《工作场所防止职业中毒卫生工程防护措施规范》；

◇《排风罩的分类及技术条件》；

◇《常用化学危险品储存通则》；

◇《密闭空间作业职业危害防护规范》；

◇《建筑行业职业病危害控制规范》；

◇《中小制鞋企业职业危害预防控制指南》；

◇《珠宝玉石加工行业职业病危害预防控制指南》。

1.3.5　个人职业病防护用品

个人使用的职业病防护用品方面的标准主要包括：

◇《个体防护装备术语》；

◇《个体防护装备选用规范》；

◇《个体防护装备配备基本要求》；

◇《有机溶剂作业场所个人职业病防护用品使用规范》；

◇《呼吸防护用品的选择、使用与维护》；

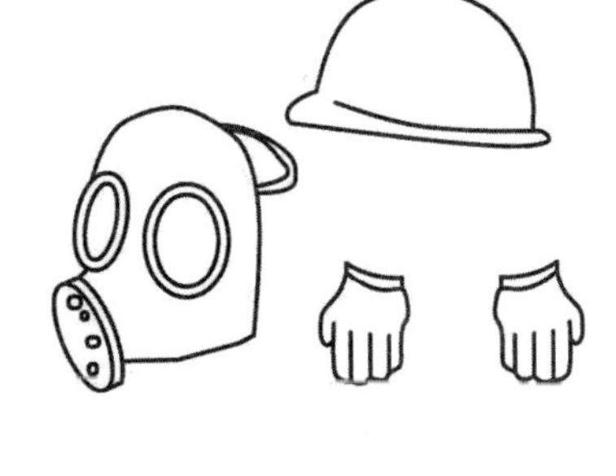

◇《护听器的选择指南》；

◇《防护服装　化学防护服的选择、使用和维护》；

◇《手部防护　防护手套的选择、使用和维护指南》；

◇《个体防护装备　足部防护鞋（靴）的选择、使用和维护指南》；

◇《头部防护　安全帽选用规范》。

1.3.6　职业病危害告知

职业病危害告知方面的标准主要包括：

◇《工作场所职业病危害警示标识》；

◇《高毒物品作业岗位职业病危害告知规范》；

◇《高毒物品作业岗位职业病危害信息指南》。

职业病危害告知牌

作业环境有毒，对人体有害，请注意防护

	健康危害	理化特性
噪声 Noise	致使听力减弱、下降，长时间可引起永久耳聋，并引发消化不良、呕吐、头痛、血压升高、失眠等全身性病症。	声强和频率的变化都无规律、杂乱无章的声音。
噪声有害	应急处理	
	使用防声器如：耳塞、耳罩、防声帽等，并紧闭门窗，如发现听力异常，则到医院进行检查、确诊。	
	防护措施	
	利用吸声材料或吸声结构来吸收声能：佩戴耳塞、使用隔声罩、隔声帽将空气中传播的噪声挡住、隔开。 本场区噪音测定值为：XX。	

1.3.7　报警装置设置

报警装置设置方面的标准主要包括：

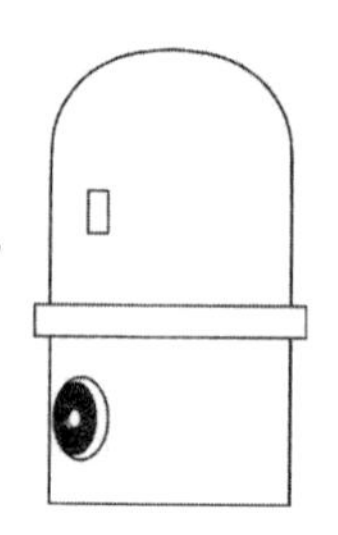

◇《工作场所有毒气体检测报警装置设置规范》；

◇《作业场所环境气体检测报警仪通用技术要求》。

1.3.8　职业卫生检测

职业卫生检测方面的标准主要包括：

◇《工作场所空气中有害物质监测的采样规范》；

◇《工作场所职业病危害因素检测工作规范》；

◇《工作场所空气中粉尘测定》；

◇《工作场所空气有毒物质测定》；

◇《工作场所物理因素测量》；

◇《高温作业环境气象条件测定方法》；

◇《照明测量方法》；

◇《采光测量方法》。

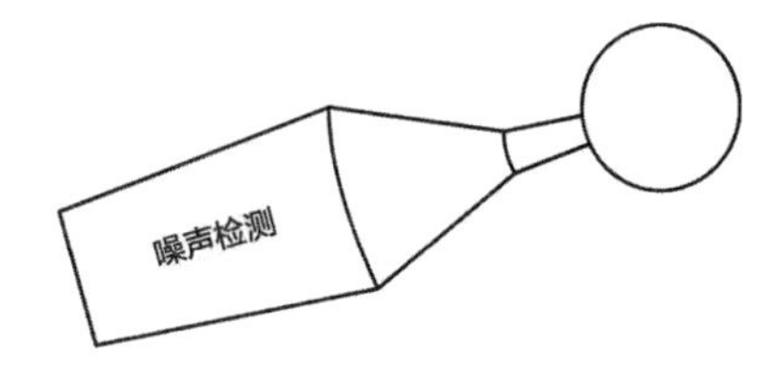

1.3.9　职业健康风险评估

职业健康风险评估方面的标准主要包括：

◇《工作场所化学有害因素职业健康风险评估技术导则》。

1.3.10　职业健康促进

职业健康促进方面的标准主要包括：

◇《职业健康促进名词术语》；

◇《职业健康促进技术导则》。

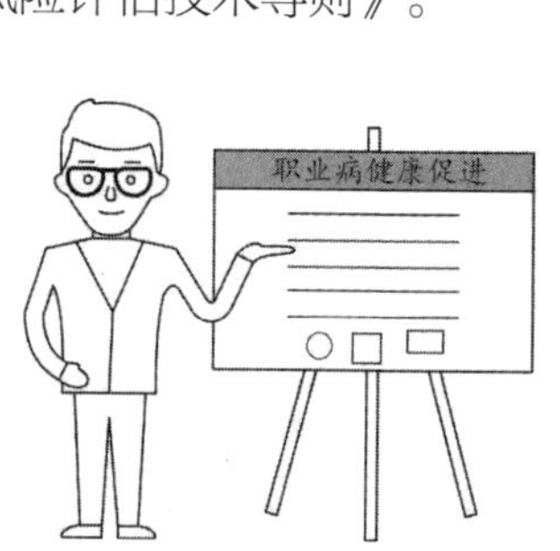

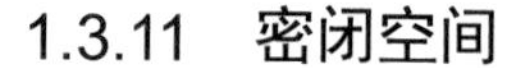

1.3.11　密闭空间

密闭空间方面的标准主要包括：

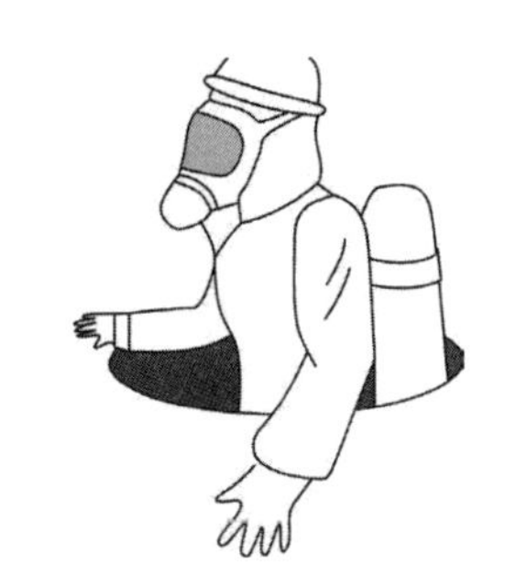

◇《密闭空间作业职业危害防护规范》；

◇《密闭空间直读式气体检测仪选用指南》；

◇《密闭空间直读式仪器气体检测规范》。

1.3.12　人类工效学

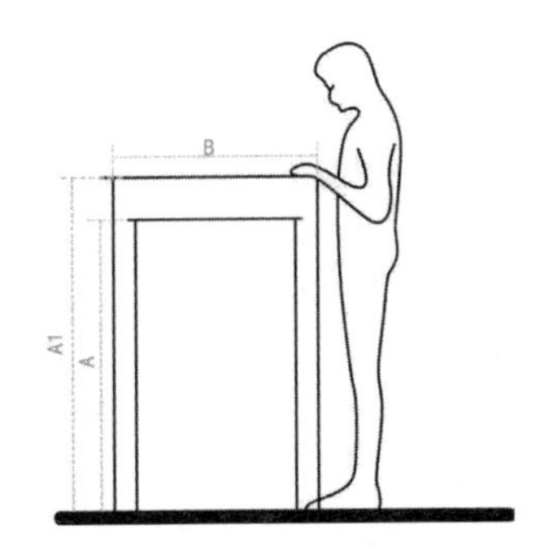

人类工效学方面的标准主要包括：

◇《工作座椅一般人类工效学要求》；

◇《人类工效学工作岗位尺寸设计原则及其数值》；

◇《工作系统设计的人类工效学原则》；

◇《用于机械安全的人类工效学设计》。

1.4　职业安全健康管理

职业安全健康管理是现代企业自身管理的重要内容之一，呼吁以人为本，强调社会责任，要求用人单位在其生产经营活动中，控制对劳动者所造成的各种危害风险，并将职业安全健康管理全面纳入企业日常的管理活动中。

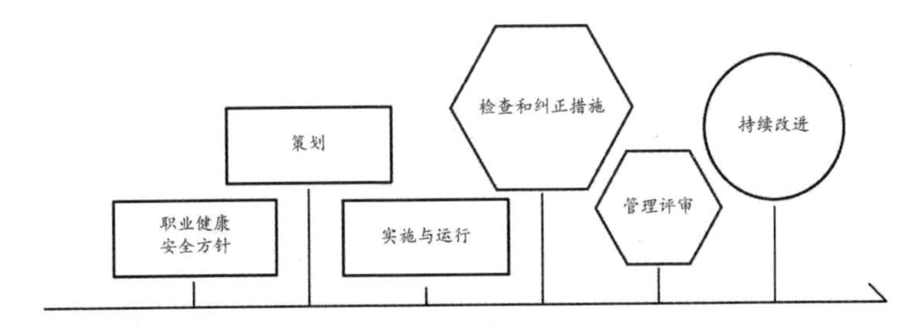

1.4.1 管理体系的发展

20 世纪 90 年代，我国开始从西方发达国家引进职业安全健康管理体系，并受到了关注与积极响应。

1998 年，中国劳动保护科学技术学会提出了《职业安全卫生管理体系规范及使用指南》（CSSTL P1001 : 1998）；

1999 年，国家经贸委颁布了《职业安全卫生管理体系试行标准》；

2001 年，国家质量监督检验检疫总局发布了《职业健康安全管理体系　规范》（GB/T 28001—2001）；

2011 年，国家质量监督检验检疫总局等发布了《职业健康安全管理体系　要求》（GB/T 28001—2011）。

1.4.2 管理体系的内容

我国职业安全健康管理体系的内容与国际上流行的《职业健康安全管理体系—规范》（OHSAS18001）内容基本一致，主要为制定、实施、实现、评审和保持职业安全健康方针所需的内容，包括如下：

◇组织机构；

◇规划活动；

◇职责；

◇惯例；

◇程序；

◇过程和资源；

◇职业安全健康风险评估；

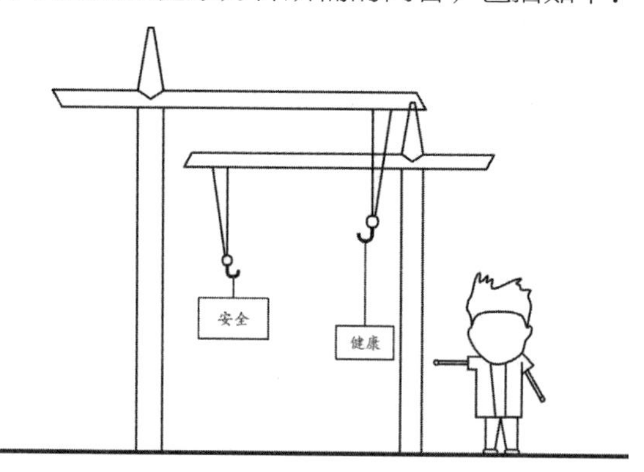

◇控制风险措施；

◇持续改进。

1.4.3 管理体系的作用

用人单位实施职业安全健康管理体系，不失为控制安全健康方面损失的有效手段之一。一些跨国集团也将管理体系应用于分布在世界各地的分公司中，并将其扩展到与生产经营活动密切相关的供应商等经济伙伴。

1.4.3.1 推动依法生产经营

对遵守职业安全健康法律、法规做出承诺，定期评估其遵守法律、法规的情况，促使各类生产组织主动地遵守各项最新的职业安全健康法律、法规和制度。

1.4.3.2 由被动服从变主动参与

将安全健康管理从政府强制性的管理行为，变为各类生产组织自愿参与的市场行为，使职业安全健康管理工作由被动消极的服从转变为积极主动的参与。

1.4.3.3 促进与国际化接轨

随着国际市场一体化的进程加快，职业安全健康标准也愈趋向于实行国际标准，其普遍实施在一定程度上消除了贸易壁垒，成为国际市场竞争的必备条件之一。

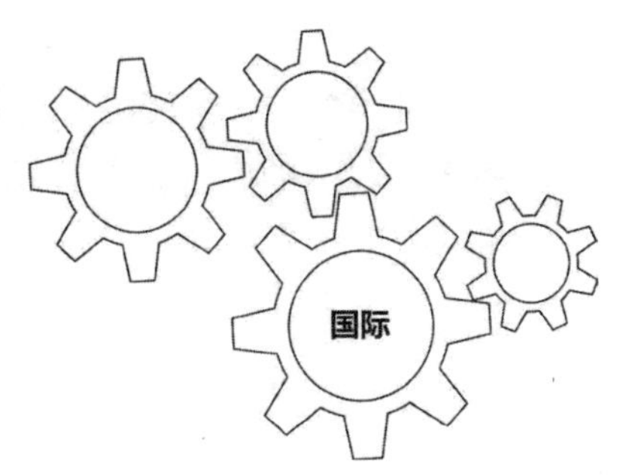

1.4.3.4 构建安全健康意识

要求各类生产组织对员工进行系统的安全健康培训，共同参与组织的职业安全健康工作，提高安全健康意识，构建全社会安全健康文化。

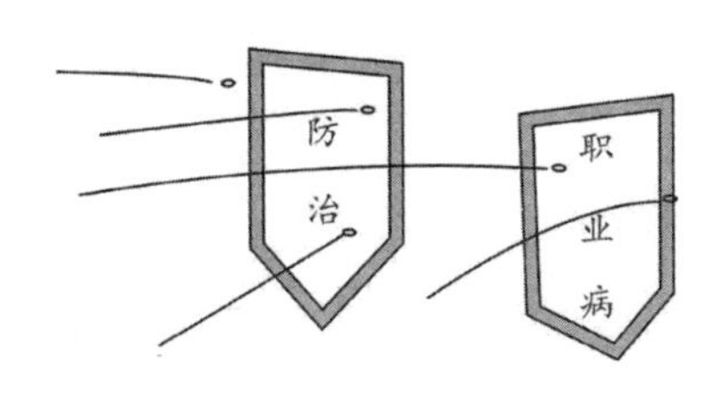

1.5 职业健康风险评估

2011 年 12 月 31 日第十一届全国人民代表大会常务委员会第二十四次会议发布了《关于修改〈中华人民共和国职业病防治法〉的决定》，修正后的《中华人民共和国职业病防治法》第十二条首次提出了职业健康风险评估概念，为我国开展职业健康风险评估工作提供了法律依据。

1.5.1 风险评估与管理

1.5.1.1 风险评估

职业健康风险评估是通过识别和分析工作场所存在的职业病危害因素，根据流行病学、临床学、毒理学及环境研究结果来描述潜在不良健康效应，量化测评对劳动者暴露在某一职业病危害环境下可能带来健康影响或损失的可能程度，判断危害发生的可能性及其严重程度。

1.5.1.2 风险管理

职业健康风险管理是用于建立风险与管理之间的相互联系，依据职业健康风险的水平，归纳总结出存在的职业卫生问题与整体危害程度，采取合适的、能够减少风险概率的相应控制措施，使其持续改进成为可能的一个管理过程。

1.5.2 评估步骤与内容

职业健康风险评估步骤包括识别工作场所中存在或产生影响劳动者及其他人员如外包作业人员健康的条件与因素，分析危害发生的概率、范围、可能造成损失的风险及特征，然后在法律责任和职业健康政策的层面评估是否可以容许该风险的存在，最后做出忽略、控制、消除该风险的决定。具体内容如下。

1.5.2.1 职业病危害识别

1.5.2.1.1 人员组成

职业病危害识别工作参与人员包括：

◇安全健康机构管理人员；

◇熟悉设备、材料和生产的技术人员；

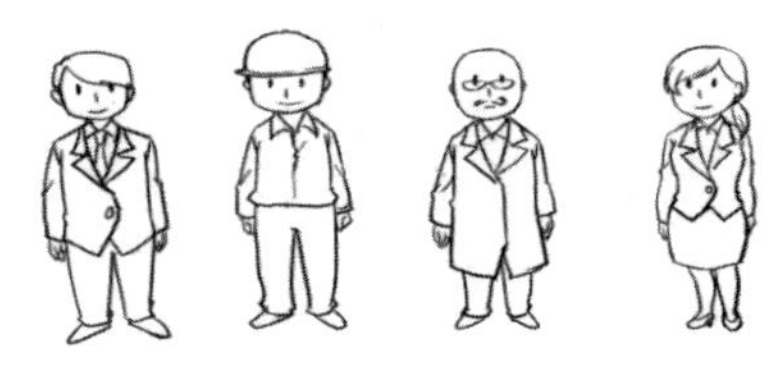

◇专家；

◇工会代表。

1.5.2.1.2 识别范围

职业病危害识别范围应覆盖所有活动、产品或服务过程，包括：

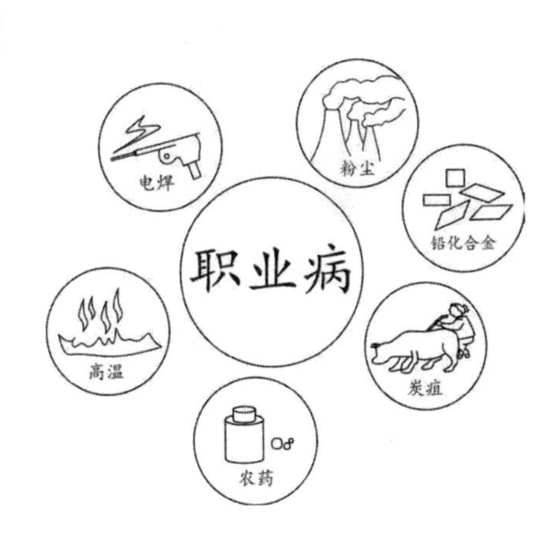

◇常规和非常规的活动；

◇外包作业；

◇工作场所和生产设施；

◇生产工艺流程；

◇化学原辅材料；

◇异常情况或紧急状态。

1.5.2.2 确定风险范围和程度

在职业健康风险评估时，根据企业自身特点、关注热点及事故损失类别，确定风险的范围和程度。其中风险引发事故所造成的影响内容包括：

◇人员健康、心理或生命的伤害；

◇设备设施或其他资产的破坏或损失；

◇事故导致停工停产、事故调查及其他间接经济损失；

◇企业、员工及其家庭在精神、心理、经济方面的伤害和损失；

◇社会信誉、诚信、和谐和形象等方面的损失；

◇产品竞争力下降。

1.5.2.3 评估风险引发事故的概率

1.5.2.3.1 评估条件

职业健康风险引发事故的条件包括：

◇职业病危害因素；

◇人为因素；

◇工作或系统因素。

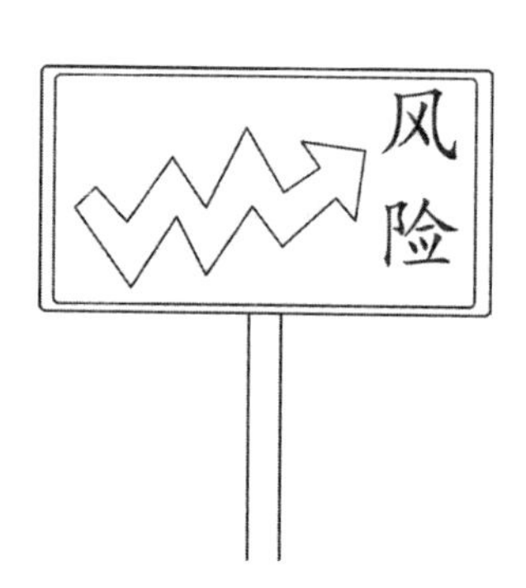

1.5.2.3.2 评估方法

评估风险引发事故概率时的方法包括：

◇定性法；

◇定量法。

1.5.2.4 风险控制措施

通过风险评估，可帮助生产组织决定是否接受或容忍该风险，研究决定风险控制的优先顺序。风险控制主要措施包括：

◇终止风险，即消除职业病危害源头或将其引发事故的概率降为零；

◇控制风险，通过控制活动降低事故发生的概率；

◇转嫁风险，将部分风险转嫁到其他机构或社会保险体系。

1.6 职业卫生基础建设

用人单位应在责任体系、规章制度、管理机构、前期预防、工作场所管理、防护设施、个人防护、教育培训、健康监护、应急管理等十个方面做好职业卫生基础建设工作，以推动落实职业病防治主体责任，实现保护劳动者健康权益的日的。

1.6.1 责任体系基础建设

职业病防治责任体系包括职业病防治责任制度、职业病防治计划和实施方案，具体内容包括：

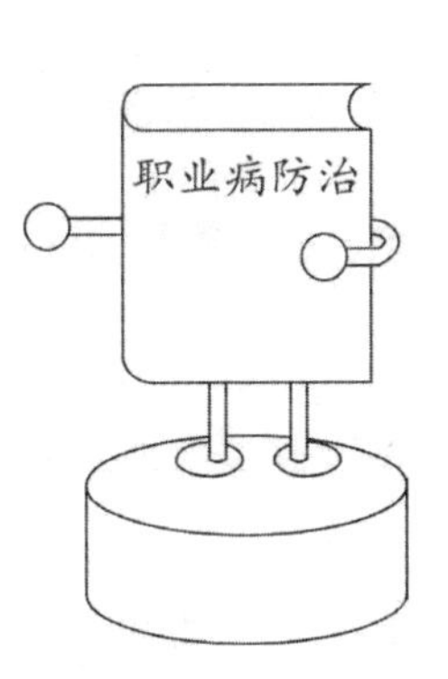

◇主要负责人及其职责和义务；

◇分管负责人及其职责和义务；

◇职业卫生领导机构及其职责和要求；

◇管理人员及其职责和义务；

◇劳动者职责和义务。

1.6.2 规章制度基础建设

用人单位应建立健全职业卫生管理制度和操作规程，包括：

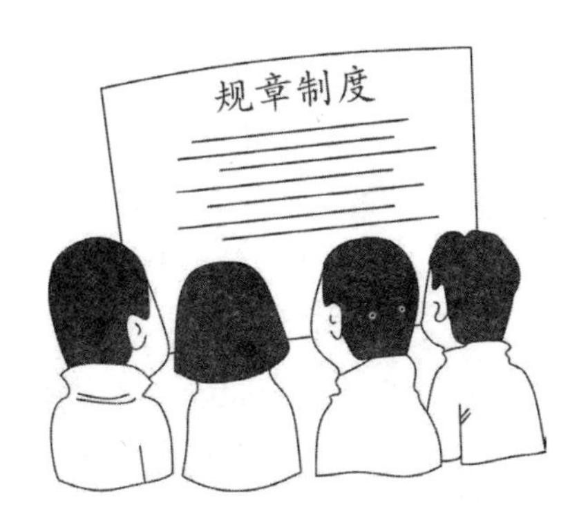

◇职业病危害防治责任制度；

◇职业病危害警示与告知制度；

◇职业病危害项目申报制度；

◇职业病防治宣传教育培训制度；

◇职业病防护设施维护检修制

度；

◇职业病防护用品管理制度；

◇职业病危害监测及评价管理制度；

◇建设项目职业卫生“三同时”管理制度；

◇劳动者职业健康监护及其档案管理制度；

◇职业病危害事故处置与报告制度；

◇职业病危害应急救援与管理制度；

◇岗位职业卫生操作规程；

◇法律、法规、规章规定的其他职业病防治制度。

1.6.3 管理机构基础建设

管理机构基础建设主要包括设置或指定职业卫生管理机构、配备专职或兼职职业卫生管理人员和建立健全职业卫生档案三个方面的内容。

1.6.3.1 职业卫生管理机构

职业病防治领导机构由法定代表人、管理者代表、相关职能部门以及工会代表组成，其中法定代表人是职业卫生管理的最高责任人，全面负责本单位的职业病防治工作。

职业卫生管理机构负责本单位职业卫生管理体系的建立和运行，凡职业病危害严重的用人单位或劳动者超过 100 人的其他存在职业病危害的用人单位均应设置或者指定职业卫生管理机构或者组织。

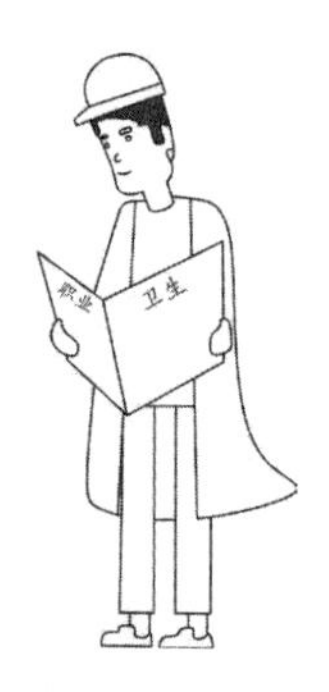

1.6.3.2 职业卫生管理人员

职业病危害严重的用人单位或劳动者超过 100 人的其他存在职业病危害的用人单位应配备专职职业卫生管理人员，其他用人单位可设兼职的职业卫生管理人员。

1.6.3.3 职业卫生档案

职业卫生档案是指用人单位在职业病危害防治和职业卫生管理活动中形成的，能够准确、完整反映本单位职业卫生工作全过程的文字、图纸、照片、报表、音像资料、电子文档等文件材料。

1.6.3.3.1 建设项目职业卫生“三同时”档案

◇建设项目批准文件；

◇职业病危害预评价委托书与预评价报告；

◇建设项目职业病防护设施设计专篇；

◇职业病危害控制效果评价委托书与控制效果评价报告；

◇职业病危害预评价报告、职业病防护设施设计专篇、职业病防护设施控制效果评价报告的评审意见；

◇职业病防护设施验收文件；

◇全套竣工图纸、验收报告、竣工总结；

◇工程改建、扩建及维修、使用中变更的图纸及有关材料。

1.6.3.3.2 职业卫生管理档案

◇职业病防治法律、行政法规、规章、标准、文件；

◇职业病防治领导机构及职业卫生管理机构成立文件；

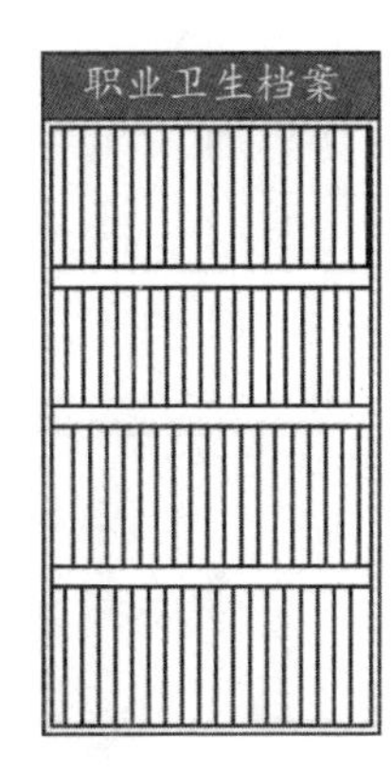

◇职业病防治年度计划及实施方案；

◇职业卫生管理制度及重点岗位职业卫生操作规程；

◇职业病危害项目申报表及回执；

◇职业病防治经费；

◇职业病防护设施一览表；

◇职业病防护设施维护和检修记录；

◇个人防护用品的购买、发放使用记录；

◇警示标识与职业病危害告知；

◇职业病危害事故应急救援预案；

◇用人单位职业卫生检查和处理记录；

◇职业卫生监管意见和落实情况资料。

1.6.3.3.3 职业卫生宣传培训档案

◇用人单位职业卫生培训计划；

◇用人单位负责人、职业卫生管理人员职业卫生培训证明；

◇劳动者年度职业卫生宣传培训一览表；

◇年度职业卫生培训工作总结。

1.6.3.3.4 职业病危害因素监测与检测评价档案

◇生产工艺流程；

◇职业病危害因素检测点分布示意图；

◇可能产生职业病危害设备、材料和化学品一览表；

◇接触职业病危害因素汇总表；

◇职业病危害因素日常监测季报汇总表；

◇职业卫生技术服务机构资质证书；

◇职业病危害因素检测评价合同书；

◇职业病危害检测与评价报告书；

◇职业病危害因素检测与评价结果报告。

1.6.3.3.5 用人单位职业健康监护管理档案

◇职业健康检查机构资质证书；

◇职业健康检查结果汇总表；

◇职业健康监护结果评价报告；

◇职业病患者、疑似职业病患者一览表；

◇职业病和疑似职业病人的报告；

◇职业病危害事故报告和处理记录；

◇职业健康监护档案汇总表。

1.6.3.3.6 劳动者个人职业健康监护档案

◇劳动者个人信息卡；

◇工作场所职业病危害因素检测结果；

◇历次职业健康检查结果及处理情况；

◇历次职业健康体检报告、职业病诊疗等资料；

◇其他职业健康监护资料。

1.6.4 前期预防管理

前期预防管理是要求用人单位应当依照法律、法规要求，从源头上控制和消除新建、扩建、改建的建设项目和技术改造、技术引进项目（以下统称建设项目）可能产生的职业病危害，确保其投产后工作场所符合职业卫生要求。

1.6.4.1 职业病危害项目申报

用人单位工作场所存在职业病目录所列职业病的危害因素的，应当及时、如实地向所在地职业卫生监督管理部门申报危害项目，内容包括：

◇企业基本情况；

◇职业病危害因素种类、分布情况以及接触人数。

1.6.4.2 建设项目职业病防护设施“三同时”

可能产生职业病危害的建设项目，职业病防护设施必须与主体工程同时设计、同时施工和同时投入生产和使用，并实施如下工作：

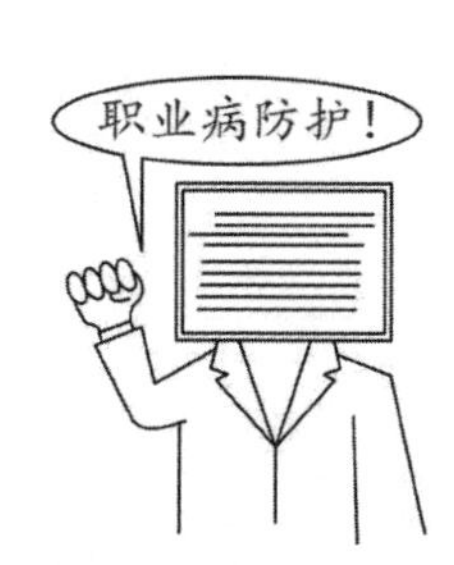

◇职业病危害预评价；

◇职业病防护设施设计；

◇职业病危害控制效果评价；

◇职业病防护设施验收。

1.6.4.3 引入新技术、新工艺和新材料

选择有利于职业病防治和保护劳动者健康的新技术、新工艺和新材料，包括：

◇清洁无害的原材料；

◇生产工艺密闭化、自动化；

◇劳动者远距离操作、机械操作；

◇体力劳动强度和紧张度较小；

◇生产工艺先进，产生的职业病危害较小。

1.6.5 工作场所管理

用人单位应采取有效措施，使工作场所职业病危害因素的强度或者浓度符合国家职业接触限值的要求。

1.6.5.1 工作场所基本要求

◇生产布局合理，有害作业与无害作业分开；

◇工作场所与生活场所分开，工作场所不得住人；

◇有与职业病防治工作相适应的有效防护设施；

◇职业病危害因素的强度或者浓度符合国家职业卫生标准；

◇有配套的更衣间、洗浴间、孕妇休息间等卫生设施；

◇设备、工具、用具等设施符合保护劳动者生理、心理健康的要求；

◇符合法律、法规、规章和国家职业卫生标准的其他规定。

 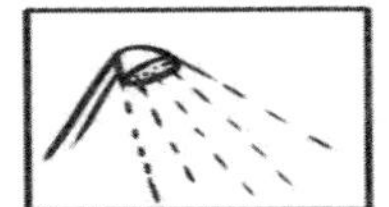 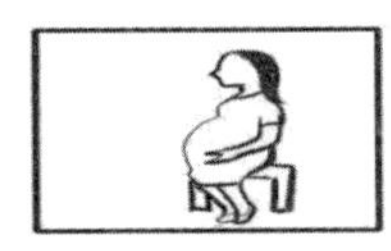

1.6.5.2 可能发生急性事故场所的要求

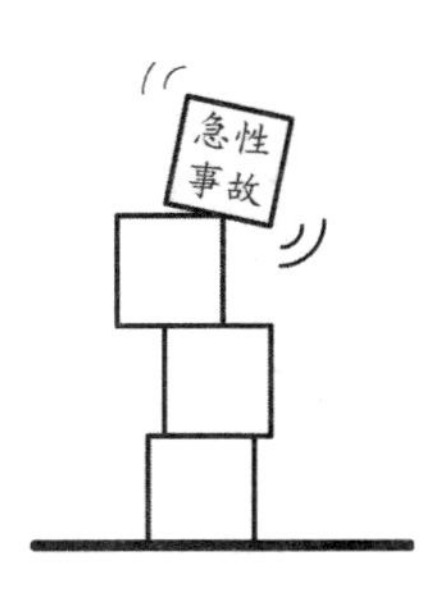

可能发生毒物、强腐蚀物质、刺激性物质等泄漏导致对劳动者生命健康造成急性职业损伤的有毒、有害工作场所，要求如下：

◇设置报警装置；

◇配置现场急救用品；

◇配置冲洗设备；

◇设有应急撤离通道和必要的泄险区；

◇安装事故通风装置。

1.6.5.3 存在放射场所的要求

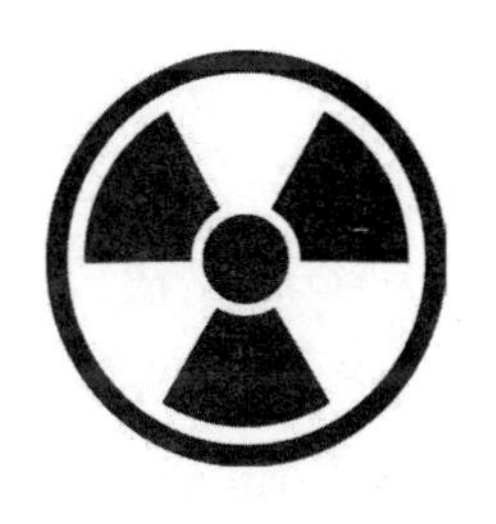

生产、销售、使用、贮存放射性同位素和射线装置的场所，要求如下：

◇设置明显的放射性标志；

◇入口处设置安全连锁、超剂量报警装置和工作信号装置；

◇工作场所设置防护设施；

◇有防止误操作和意外照射的安全措施；

◇配备与辐射类型和辐射水平相适应的防护用品和监测仪器；

◇工作人员佩戴个人剂量计。

1.6.5.4 职业病危害告知

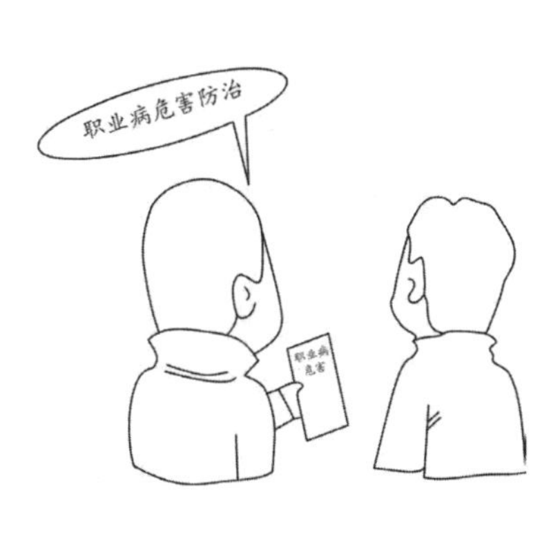

职业病危害告知方式和内容包括：

◇公布有关职业病防治规章制度和操作规程；

◇劳动合同告知职业病危害；

◇公布职业病危害事故应急救

援措施；

◇告知作业场所职业病危害因素监测、评价结果；

◇告知劳动者职业健康检查结果；

◇发现的职业病或职业禁忌证，及时告知劳动者本人；

◇公示有职业病危害的技术、工艺和材料；

◇在可能产生职业病危害的设备设置警示标识和中文警示说明；

◇在使用、生产、经营可能产生有毒物品的工作地点设置警示标识。

1.6.5.5 作业场所警示线

有毒作业场所设警示线，将其与其他区域分隔开，要求如下：

◇生产、储藏和使用一般有毒物品的工作场所，设黄色区域警示线；

◇高毒工作场所和事故现场设定红色区域警示线。

1.6.5.6 职业病危害因素监测

存在职业病危害的用人单位，应配备专职人员负责职业病危害因素日常监测工作，结果向所在地职业卫生监督管理部门报告，有关时限要求如下：

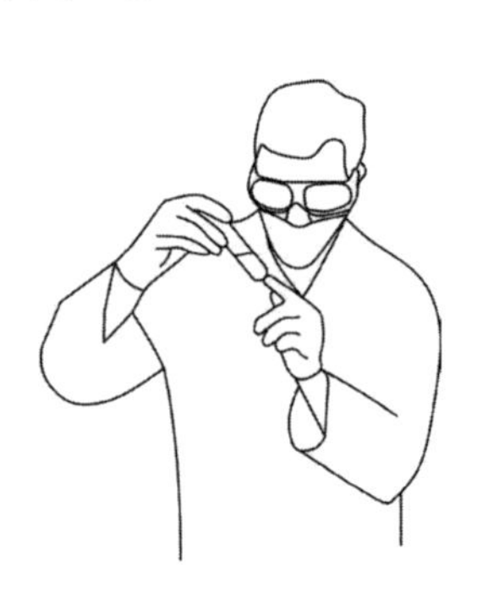

◇每年至少进行一次职业病危害因素检测；

◇职业病危害严重的用人单位，每三年至少进行一次职业病危害现状评价。

1.6.6 防护设施管理

用人单位应配备与其职业病防治工作相适应的有效防护设施，并确保其有效运行，要求如下：

◇职业病防护设施台账齐全；

◇职业病防护设施配备齐全；

◇职业病防护设施有效；

◇及时维护、定期检测职业病防护设施。

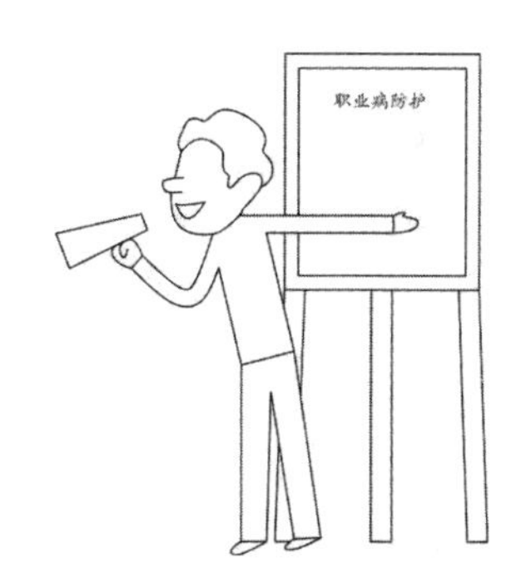

1.6.7 个人防护管理

用人单位应为劳动者提供符合国家职业卫生标准的个人职业病防护用品，要求如下：

◇有个人职业病防护用品采购计划，并组织实施；

◇按标准配备符合防治职业病要求的个人防护用品；

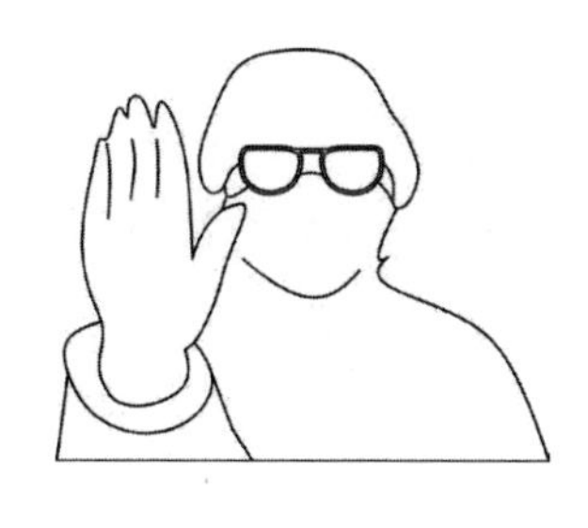

◇有个人职业病防护用品发放、更换记录；

◇劳动者正确佩戴、使用个人防护用品；

◇对个人防护用品进行经常性的维护、保养。

1.6.8 教育培训管理

用人单位应根据行业和岗位特点，制订培训计划，确定培训内容和培训学时。培训对象主要包括用人单位的主要负责人、职业卫生管理人员和接触职业病危害的劳动者。

1.6.8.1 负责人培训内容

主要负责人培训内容包括：

◇职业病防治法律、法规和规章；

◇职业病危害防治基础知识；

◇结合行业特点的职业卫生管理要求和措施。

1.6.8.2 职业卫生管理人员培训内容

职业卫生管理人员培训内容包括：

◇职业病防治法律、法规、规章以及标准；

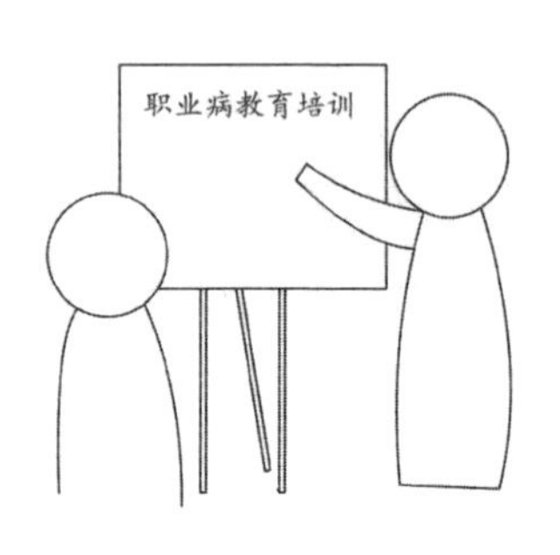

◇职业病危害防治知识；

◇主要职业病危害因素及防控措施；

◇职业病防护设施的维护与管理；

◇职业卫生管理要求和措施。

1.6.8.3 劳动者培训内容

劳动者培训内容包括：

◇职业病防治法规基本知识；

◇本单位职业卫生管理制度和岗位操作规程；

◇主要职业病危害因素和防范措施；

◇个人职业病防护用品的使用和维护；

◇劳动者的职业卫生保护权利与义务。

1.6.9 健康监护管理

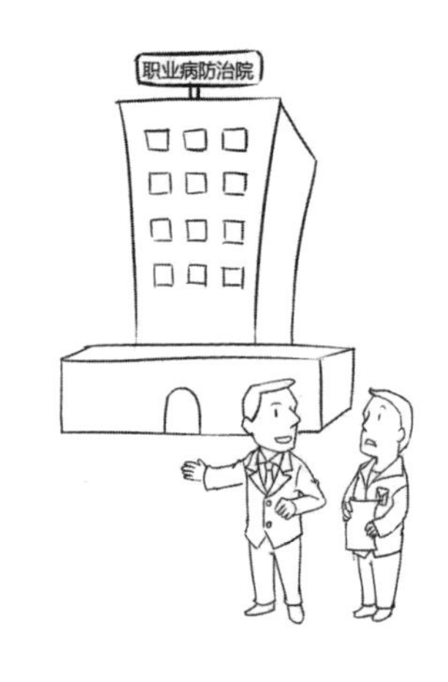

用人单位应组织接触职业病危害作业的劳动者到有职业健康检查资格的医疗卫生机构进行职业健康检查，并将检查结果如实告知劳动者和存入职业健康监护档案。

1.6.9.1 检查类别

职业健康检查类别包括：

◇上岗前职业健康检查；

◇在岗期间职业健康检查；

◇离岗时职业健康检查。

1.6.9.2　结果处理

用人单位应根据职业健康检查结果，采取以下措施：

◇对有职业禁忌证的劳动者，不能安排从事其所禁忌的作业；

◇对健康损害与所从事职业相关的劳动者，调离原岗位，妥善安置；

◇对需要复查的劳动者，安排复查和医学观察；

◇对疑似职业病病人，安排其进行医学观察或者职业病诊断；

◇发现职业病病人或者疑似职业病病人时，及时向职业卫生监督管理部门报告。

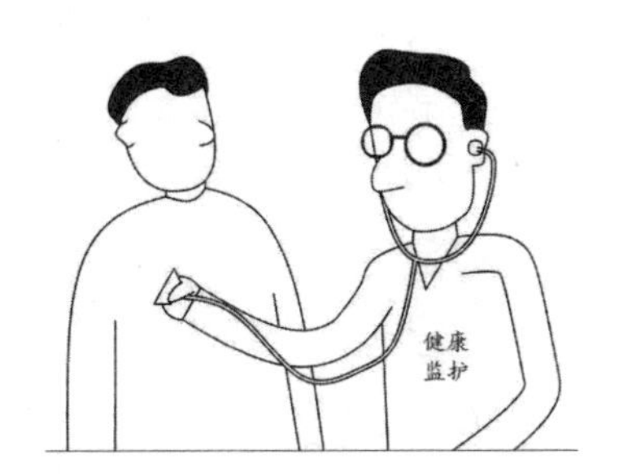

1.6.10　应急管理

用人单位应建立健全职业病危害事故应急救援预案，并定期演练职业病危害事故应急救援预案。对应急救援设施应进行经常性地维护、检修，确保其处于正常状态。

发生急性职业病危害事故时，立即采取应急救援和控制措施，并及时报告职业卫生监督管理部门。

1.6.10.1　应急救援预案

用人单位应针对存在的急性中毒风险，建立、健全职业病危害事故应急救援预案，内容包括：

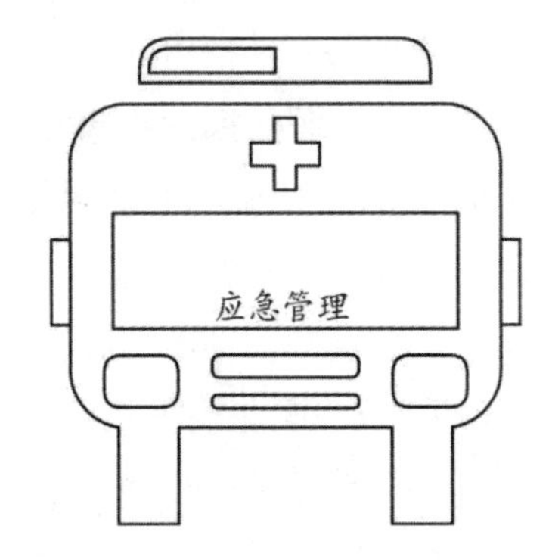

◇责任人；

◇组织机构；

◇事故疏散线路；

◇紧急集合点；

◇应急技术方案；

◇救援设施的维护和启动；

◇医疗救护方案。

1.6.10.2 应急救援设施管理

用人单位应对应急救援设施进行经常性地维护、检修，确保其处于正常状态，要求如下：

◇存放在 10 秒内能够获取的位置；

◇存放处应有醒目的警示标识，确保劳动者知晓；

◇劳动者掌握急救用品的使用方法。

1.6.10.3 定期演练

用人单位应定期演练职业病危害事故应急救援预案，建立档案，档案内容如下：

◇应急救援预案；

◇演练计划；

◇演练记录；

◇演练评估报告或总结。

1.6.10.4 职业病危害事故报告

1.6.10.4.1 疑似职业病报告

发现疑似职业病病人时，向相关职业卫生监督管理部门报告。

1.6.10.4.2 职业病报告

当发现有职业病病人时，报告

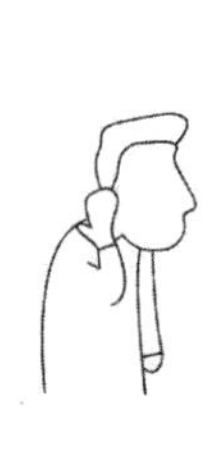

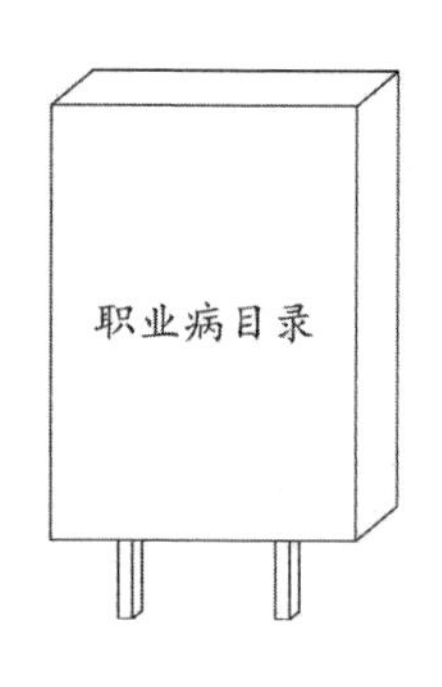

如下部门：

◇相关职业卫生监督管理部门；

◇劳动保障行政部门。

1.7 职业健康促进

职业健康促进是指用人单位在管理政策、支持性环境、员工参与、职业健康教育与健康促进、职业卫生服务等方面采取综合性干预措施，以期改善作业条件、改变不健康生活方式、控制职业病危害因素、降低病伤及缺勤率，从而达到将健康促进工作融入管理体系和组织文化中，促进劳动者养成健康的工作和生活习惯，并使职业健康促进的积极影响延伸到社区的目的。

开展职业健康促进工作，既能改善作业条件，又能有效地改善员工健康状况、减少医疗成本、提高工作效率、增强工作满意度，同时也为用人单位提升形象、降低员工流失率，这是一项“低投入，高产出”的社会系统工程。

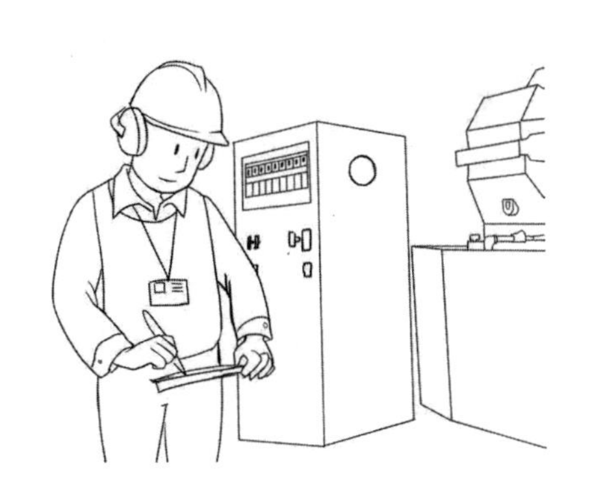

1.7.1 基本内容

职业健康促进的基本内容包括建立安全、健康、舒适的工作环境，建立和谐的社会心理环境，充分利用个人健康资源，积极参与社区活动等。

1.7.1.1 建立安全、健康、舒适的工作环境

1.7.1.1.1 识别职业病危害因素

通过识别工作场所存在的职业病危害因素，并对其危害程度及风险实施管理。工作场所存在的职业病危害因素包括：

◇化学有害因素，包括生产性粉尘、化学物质；

◇物理因素，包括噪声、振动、高温、高湿、低温、非电离及电离辐射等；

◇生物因素，包括布鲁氏菌、森林脑炎病毒、炭疽芽孢杆菌等；

◇工效学因素，包括过度用力、不良体位、重复动作、搬举重物等。

1.7.1.1.2 职业病危害因素控制

职业病危害因素控制的主要措施包括：

◇消除或替代：采用先进的生产技术、工艺和材料，消除或替代职业病危害因素；

◇工程控制：采用卫生工程技术措施，降低工作场所职业病危害因素的浓度/强度；

◇行政管理：通过建立和健全相关制度和政策，控制职业病危害；

◇个体防护：当采取上述措施仍未达到控制效果时，配备和使用个体防护用品。

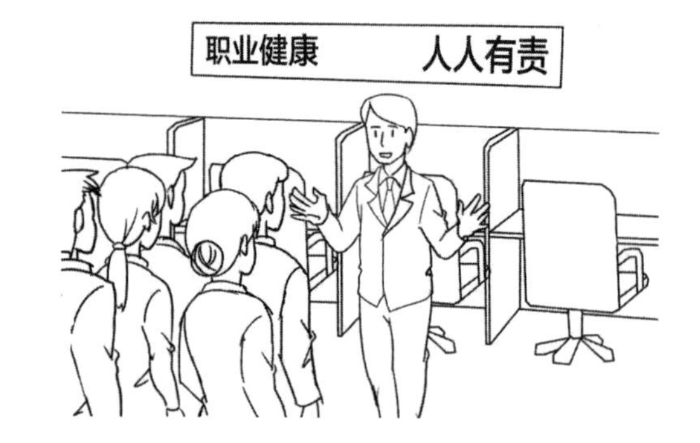

1.7.1.2 建立和谐的社会心理环境

1.7.1.2.1 社会心理因素

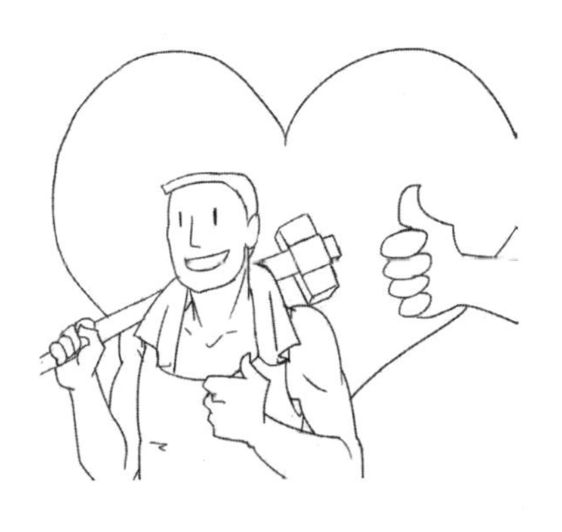

工作场所存在的社会心理因素包括：

◇工作安排不当；

◇组织文化不良；

◇管理方式不佳；

◇基本权利得不到落实；

◇轮班工作；

◇缺乏对工作与生活平衡的支持；

◇缺乏处理心理健康、疾病问题的意识和能力；

◇失业。

1.7.1.2.2 管理措施

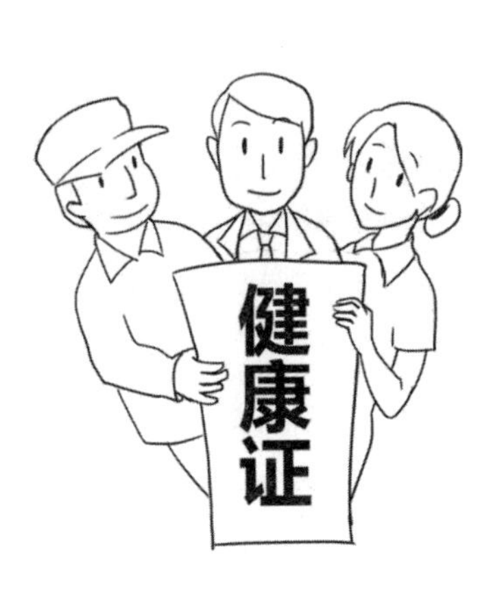

建立和谐的社会心理环境的管理措施包括：

◇合理的工作安排；

◇建立企业文化；

◇培养员工健康的工作和生活态度；

◇树立正确的道德观和价值观；

◇减少员工情感和心理压力。

1.7.1.3 充分利用个人健康资源

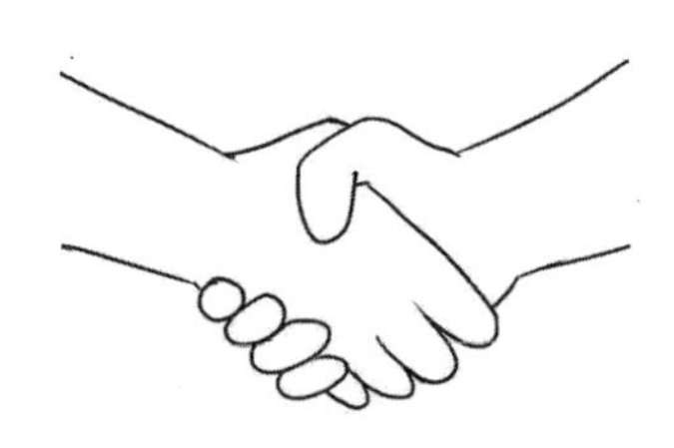

用人单位为员工创造支持性环境，包括：

◇卫生服务；

◇信息；

◇资源；

◇培训机会。

1.7.1.4　积极参与社区活动

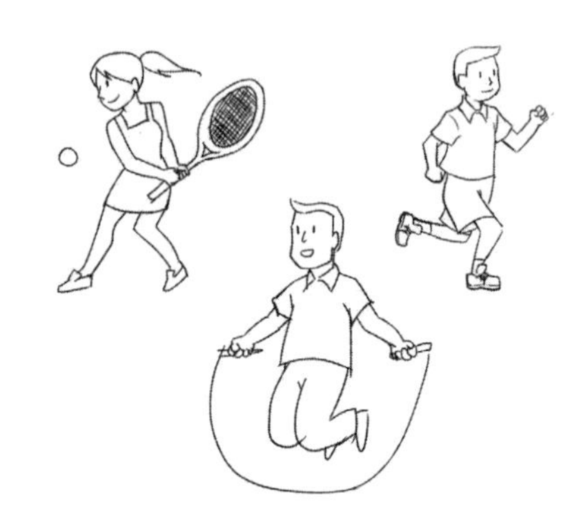

通过参与社区活动，将用人单位自身所从事的活动、专业知识和其他资源提供给所在地的社区，以促进员工及其家庭成员的身心健康。

1.7.2　实施步骤与方法

1.7.2.1　组织动员

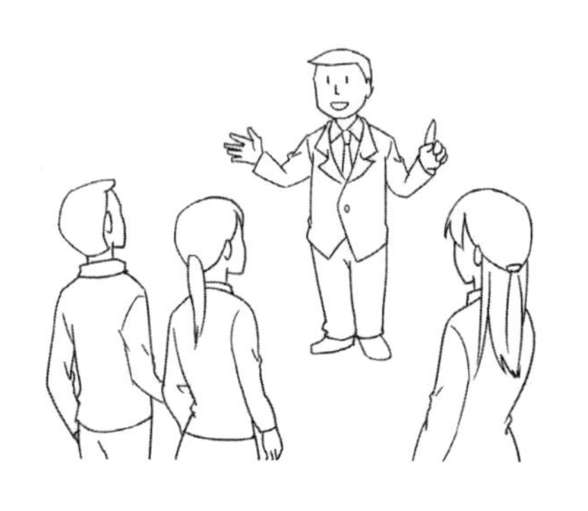

◇倡导活动：动员全员参与健康促进活动，争取管理层和工会等的支持；

◇做出承诺：最高管理者做出承诺，制定相关政策，确保经费、人力的支持；

◇信息传播：将签署承诺的内容传达给所有的员工及其代表。

1.7.2.2　资源整合

1.7.2.2.1　机构建设

成立健康促进委员会，负责领导本单位的健康促进工作，成员由用人单位负责人、生产、卫生、安全、环保、质量、人力资源和工会等部门负责人和员工代表等人员组成，并配备专/兼职管理人员负责职业健康促进的规划和实施工作。

根据实际情况，可外请专家或志愿者参与。

1.7.2.2.2 组织资源

通过资源整合，为健康促进委员会提供活动场所、时间、经费等必需的资源保障。

1.7.2.2.3 组织活动

健康促进委员会每年至少召开1次专题会议，每年至少组织开展2次以上职业健康促进活动。

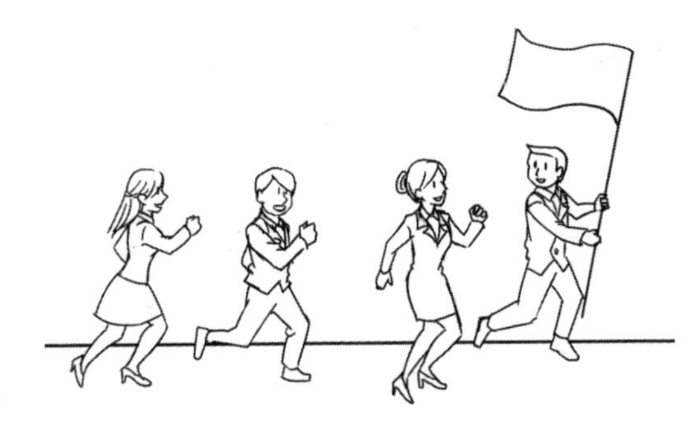

1.7.2.3 需求评价

1.7.2.3.1 现状评价

现状评价收集的信息包括：

◇员工的人口信息；

◇疾病损伤数据；

◇人员离职率；

◇投诉案例；

◇存在的职业病危害因素；

◇生产率数据；

◇企业文化；

◇管理方式；

◇工作压力、非工作相关的压力源；

◇个人的健康行为；

◇作业环境；

◇社区内的伤害等。

1.7.2.3.2 未来条件和结果评价

在基线调查的基础上，通过文献评审，学习良好实践的案例或关于良好实践的建议，了解和评价用人单位和员工关于如何改善其工作环境和健康的想法和观点，以及应采取的措施。

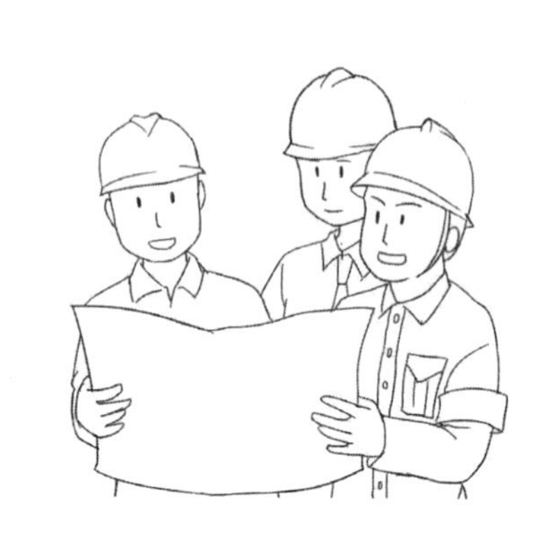

1.7.2.4 行动计划

根据需求优先排序评估结果，制订 3 ～ 5 年职业健康促进活动计划，内容包括：

◇短期、中期、长期目标；

◇政策；

◇活动预算；

◇设施和资源；

◇项目的内容；

◇项目的产出；

◇时间表；

◇职责分工；

◇评价方法。

1.7.2.5 干预行动

组织实施行动计划，并采取相关干预措施，具体包括：

◇工程控制；

◇行政管理；

◇正确配备和使用个体防护用品；

◇戒烟活动；

◇预防和控制慢性非传染性疾病和传染病；

◇采取健康生活方式；

◇职业卫生培训。

1.7.2.6 效果综合评价

在项目开展的过程中，对照项目开展前收集的基线数据，每两年开展一次过程评价和效果评价。

1.7.2.6.1 过程评价

通过过程评价，及时掌握项目的实施情况，内容包括：

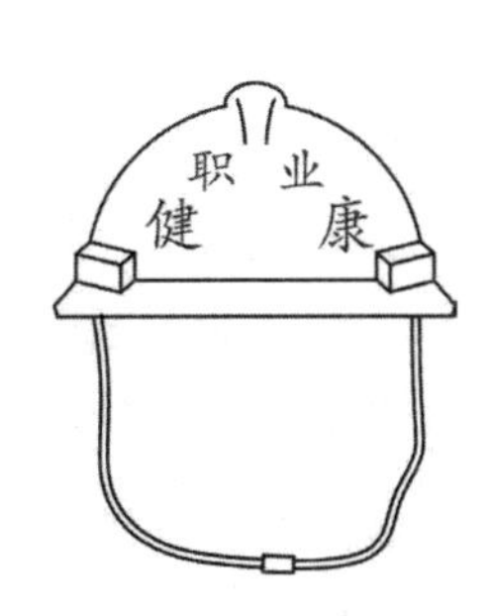

◇计划执行情况；

◇干预措施实施情况；

◇活动效果；

◇参与者满意度；

◇项目执行质量；

◇需要改善的问题。

1.7.2.6.2 效果评价

根据项目指标，对短期或长期效果和预期的目标进行评价，内容包括：

◇员工的意识、知识、信仰、技能改变情况；

◇参与行为；

◇意外损伤比例；

◇吸烟率；

◇内部环境及政策改变情况；

◇员工生理、心理和健康状况改善情况；

◇对风险因素、发病率、死亡率、伤残、方面的干预效果；

◇工作场所环境的改善情况。

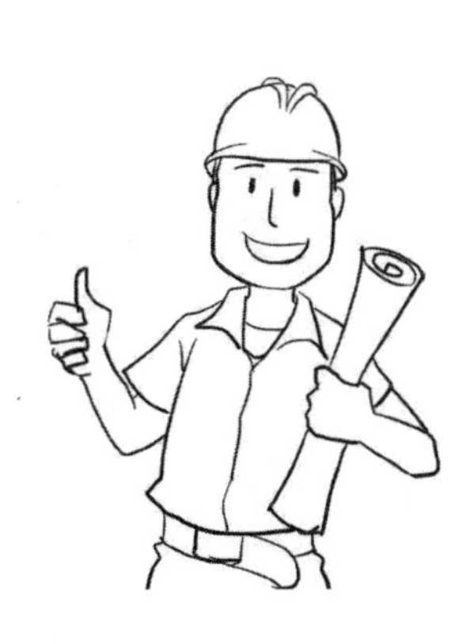

1.7.2.7 持续改进

根据综合评价结果，发现未达标的原因，提出持续改进的措施。

1.7.3 基本要求

1.7.3.1 组织机构与管理

◇建立由各相关职能部门组成的健康促进委员会，由主管领导分管；

◇设置专、兼职的职业卫生、健康促进工作人员；

◇企业最高管理层有遵守国家法规和积极创建“健康促进企业”的承诺；

◇制订健康促进工作计划的实施方案；

◇保障健康促进工作顺利实施的政策及有关规章制度；

◇设立健康促进工作专项经费；

◇职工参与制订、执行和评估健康促进工作计划；

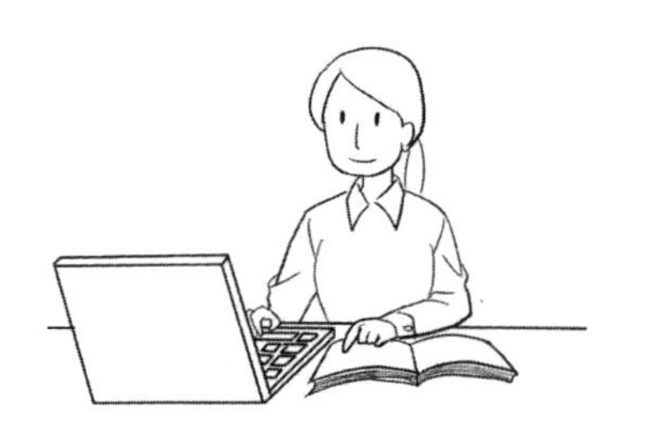

◇建立健康促进工作档案；

◇对本单位健康促进工作定期考核评价；

◇企业劳动制度与组织合理；

◇建立健全相关规章制度。

1.7.3.2 作业场所管理

◇工作场所符合职业卫生相关标准的要求；

◇实施建设项目职业病危害评价；

◇有职业病危害申报；

◇开展职业病危害因素监测；

◇配备职业病危害防护设施；

◇配备和正确使用有效的个人防护用品；

◇作业场所张贴职业病危害因素警示标识。

1.7.3.3 职业卫生与一般健康知识培训

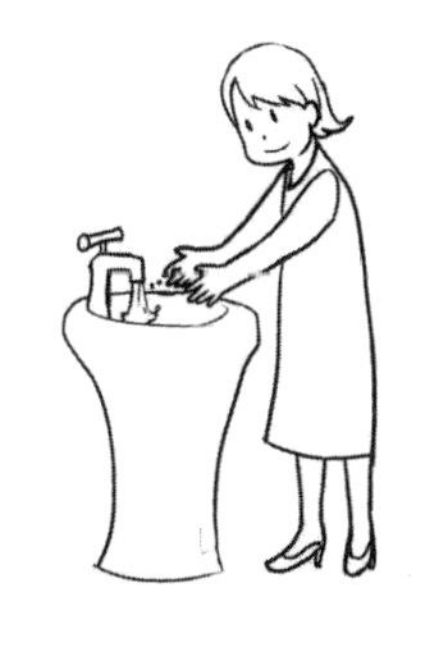

开展职业卫生与一般健康知识培训，内容包括：

◇职业卫生及相关法律法规；

◇职业卫生知识；

◇职业中毒症状及应急救援方法；

◇与工作相关疾病的防治知识；

◇高血压、冠心病、糖尿病等慢性病的防治知识；

◇肝炎、结核、艾滋病等传染病的防治知识；

◇职业紧张与心理卫生知识。

1.7.3.4 行为干预

◇控烟、限酒；

◇合理膳食；

◇倡导体育锻炼，提供适合开展体育活动的场所。

1.7.3.5 健康监护

◇建立职工健康监护档案；

◇开展岗前、在岗、离岗职业的一般健康体检；

◇职业病诊断与管理。

1.7.3.6 控制职业伤害

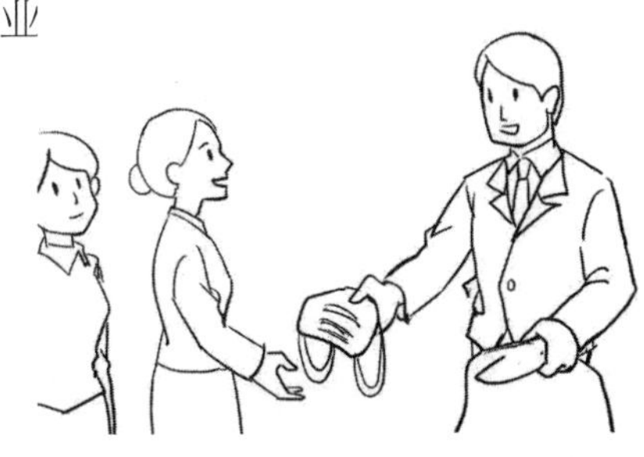

◇无重大职业伤害事故发生；

◇职业病防护设备配备齐全有效；

◇按照要求定期发放个体防护用品；

◇应急救援设备完好有效。

1.7.3.7 全员参与

◇管理人员普遍参与；

◇员工普遍参与；

◇员工满意度高。

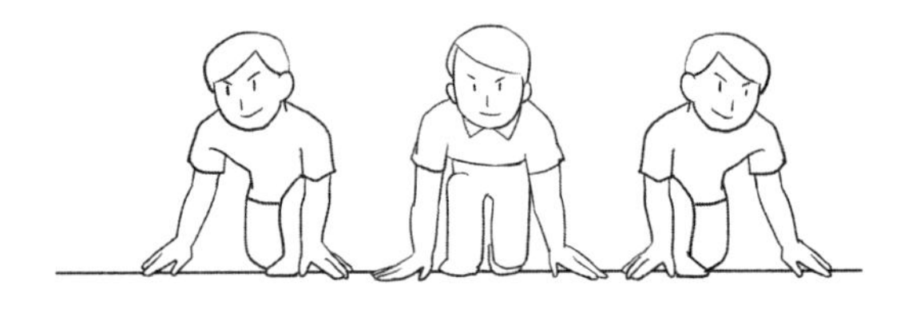

1.7.3.8 企业文化

◇主管领导具有较强的健康促进理念和意识；

◇有浓厚的文体活动氛围。

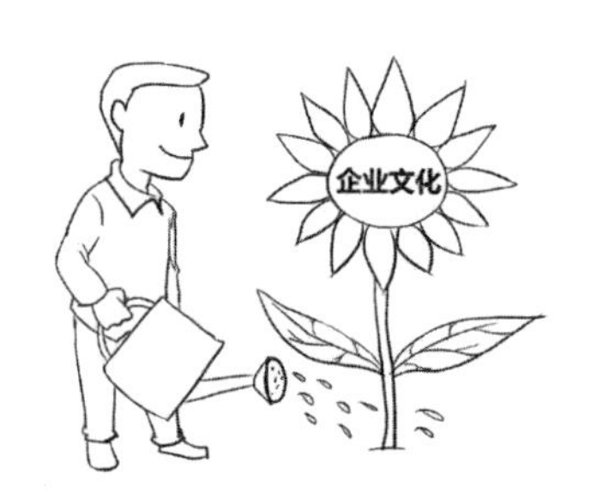

文字 / 何家禧、周伟、罗孝文、乔汉、刘婧

插图 / 何静雯、柴可葳

2 职业健康管理要求

目前，我国职业病危害形势依然严峻的重要原因之一是用人单位没有落实职业病防治主体责任，没有依法履行职业病防治法律、法规所规定的各项义务。用人单位实施职业健康管理是落实用人单位职业病防治主体责任的具体行动，对提高职业卫生管理水平、改善工作环境和条件、预防和控制职业病危害、保护劳动者健康具有重要的作用。

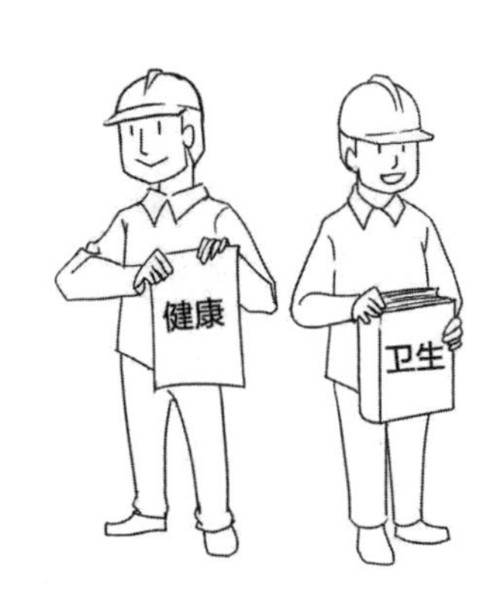

2.1 用人单位职业病防治义务

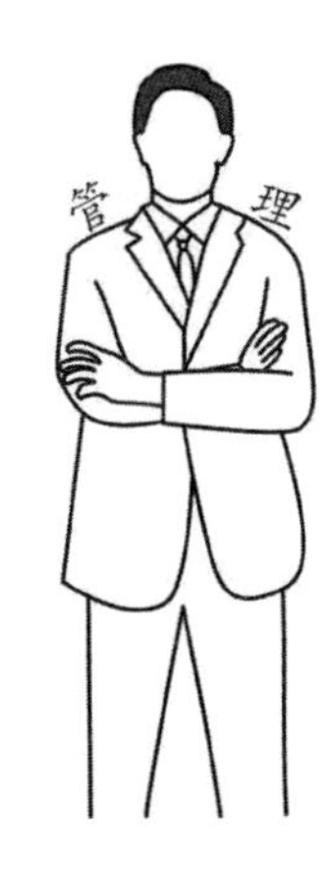

用人单位职业病防治义务主要有以下几个方面内容：

◇为劳动者创造符合职业卫生标准和要求的工作环境和条件；

◇建立健全职业病防治责任制；

◇制订和公布职业病防治相关规章制度、操作规程；

◇依法参加工伤保险；

◇及时如实申报职业病危害；

◇对作业场所采取有效的职业病防护措施；

◇为劳动者提供合格的个人职业病防护用品；

◇设置职业病危害作业警示标识和中文警示说明；

◇定期对工作场所职业病危害因素进行检测与评价；

◇向劳动者告知职业病危害情况；

◇对劳动者进行上岗前、在岗期间的职业卫生培训；

◇组织劳动者进行上岗前、在岗期间和离岗时的职业健康检查；

◇报告职业病病情，安排职业病病人、疑似职业病病人进行诊治。

2.2 劳动者职责和权益

2.2.1 劳动者职责

劳动者在职业病防治方面的主要职责包括：

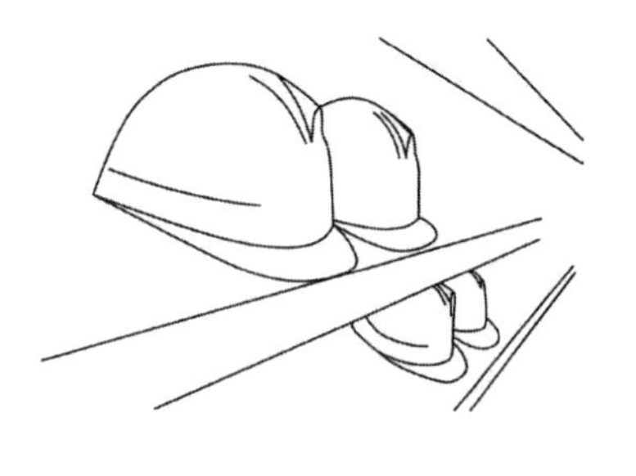

◇参加职业卫生知识培训；

◇参加职业健康检查；

◇遵守用人单位依法制订的职业病防治相关规章制度和操作规程；

◇按规定使用个人职业病防护用品；

◇正确使用和维护工作场所中的职业病防护设施；

◇及时报告职业病危害事故隐患。

2.2.2 劳动者权益

劳动者享有以下职业卫生保护的权益：

◇工作环境和条件符合国家职业卫生标准和卫生要求；

◇参加工伤保险；

◇职业病危害知情权利；

◇获得职业卫生知识教育、培训；

◇获得职业健康检查、职业病诊疗、康复等职业病防治服务；

◇拒绝违章指挥和强令进行没有职业病防护措施的作业；

◇对违反职业病防治法律、法规以及危及生命健康的行为提出批评、检举和控告；

◇参与本单位职业卫生工作的民主管理，对职业病防治工作提出意见和建议；

◇职业病病人依法享受国家规定的职业病待遇。

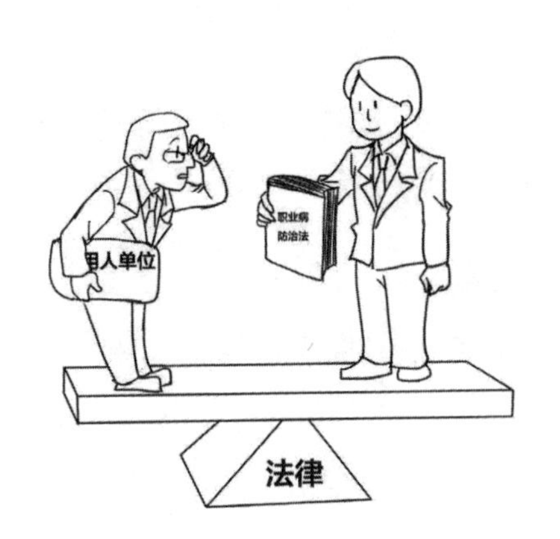

2.3 职业卫生管理机构

2.3.1 设置条件

应设置职业卫生管理机构或者组织的单位，包括：

◇职业病危害严重的用人单位；

◇劳动者超过 100 人的其他存在职业病危害的用人单位。

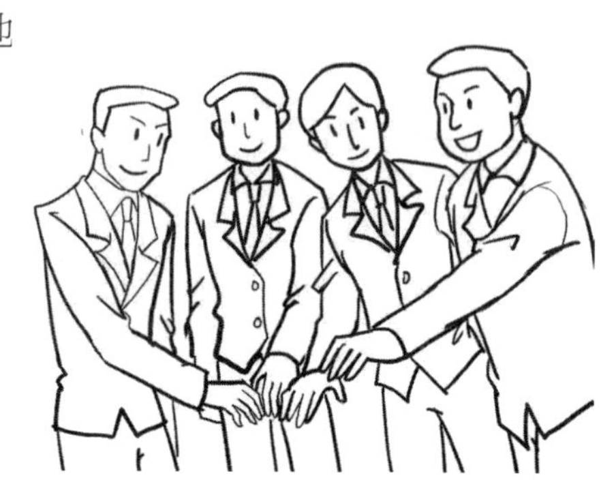

2.3.2 机构责任

职业卫生管理机构或组织负责本单位职业卫生管理体系的建立和运行，主要责任如下：

◇组织执行职业卫生管理体系的方针政策；

◇制订职业卫生管理工作计划，并组织实施；

◇对劳动者进行职业卫生培训；

◇监督和评估本单位的职业病防治工作；

◇负责工作场所职业卫生监测和职工职业健康监护。

2.4 职业卫生管理人员

存在职业病危害的用人单位应当配备专职或者兼职的职业卫生管理人员，负责本单位的职业病防治工作，具体要求如下：

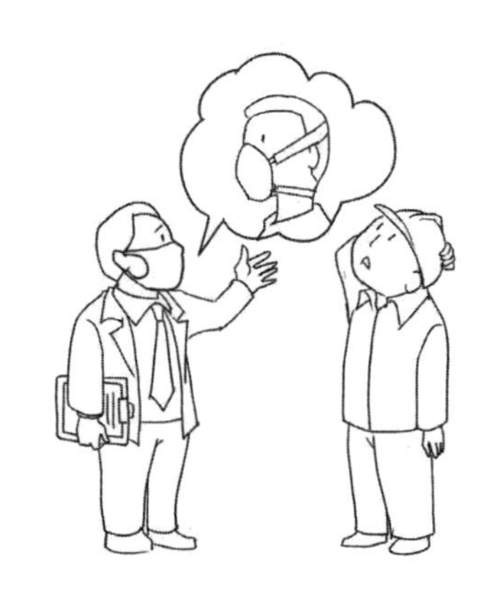

◇职业病危害严重的用人单位，应配备专职职业卫生管理人员；

◇劳动者超过 100 人的其他用人单位，应配备专职职业卫生管理人员；

◇劳动者在 100 人以下的其他用

人单位，应当配备专职或者兼职的职业卫生管理人员。

2.5 规章制度

规章制度主要包括用人单位职业卫生管理制度以及各岗位的操作规程。

建立职业卫生管理制度是用人单位管理者和劳动者共同遵循的行为规范，是消除或降低职业病危害因素对劳动者健康影响的管理手段和技术保障措施，也是避免发生职业病危害事故的重要环节之一。用人单位可根据国家、地方的职业病防治法律、法规的要求，结合本单位实际制订相应的管理制度，内容包括职责、机构、目标、内容、保障措施、评价方法等要素。

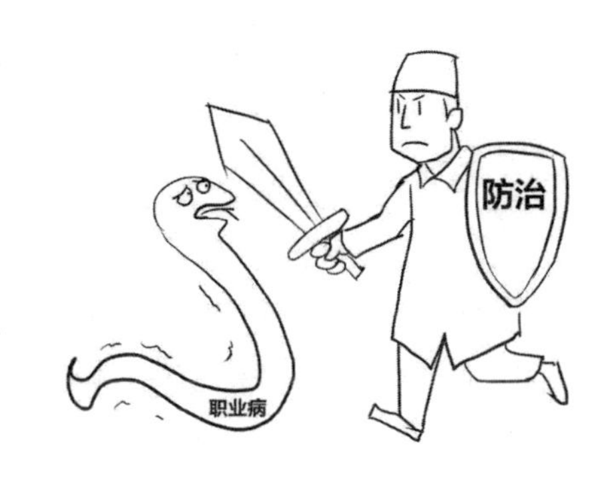

岗位操作规程是针对每个具体的岗位设置的，应当与岗位职责相对应，符合工作岗位的实际要求。操作规程应包括职业卫生防护和保证劳动者职业健康的措施等。操作规程应在作业场所的醒目位置进行公告。

有关职业卫生管理制度以及各岗位的操作规程，包括如下内容：

◇职业病危害防治责任制度；

◇职业病危害警示与告知制度；

◇职业病危害项目申报制度；

◇职业病防治宣传教育培训制度；

◇职业病防护设施维护检修制度；
◇职业病防护用品管理制度；
◇职业病危害防治监测及评价管理制度；
◇劳动者职业健康监护及其档案管理制度；
◇建设项目职业卫生“三同时”管理制度；
◇职业病危害事故处置与报告制度；
◇职业病危害应急救援与管理制度；
◇岗位职业卫生操作规程；
◇法律、法规、规章规定的其他职业病防治制度。

2.6 职业病危害告知

职业病危害告知是指用人单位通过与劳动者签订劳动合同、公告、培训等方式，使劳动者知晓工作场所产生或存在的职业病危害因素、防护措施、对健康的影响等。

2.6.1 合同告知

用人单位与劳动者订立劳动合同（含聘用合同）时，应包括如下内容：
◇工作过程可能产生的职业病危害及其后果；
◇职业病危害防护措施；
◇待遇，如岗位津贴、工伤保险等。

2.6.2 培训告知

用人单位应对劳动者进行上岗前和在岗期间的职业卫生培训，

内容包括：

◇职业病防治的规章制度、操作规程；

◇应急救援措施；

◇职业病防护设施；

◇个人防护用品；

◇相关警示标识内容。

2.6.3 公告告知

产生职业病危害的用人单位应在醒目的位置设置公告栏，公布内容包括：

◇职业卫生管理制度和操作规程；

◇存在的职业病危害因素及其对健康的危害；

◇应急救援措施；

◇工作场所职业病危害因素检测结果。

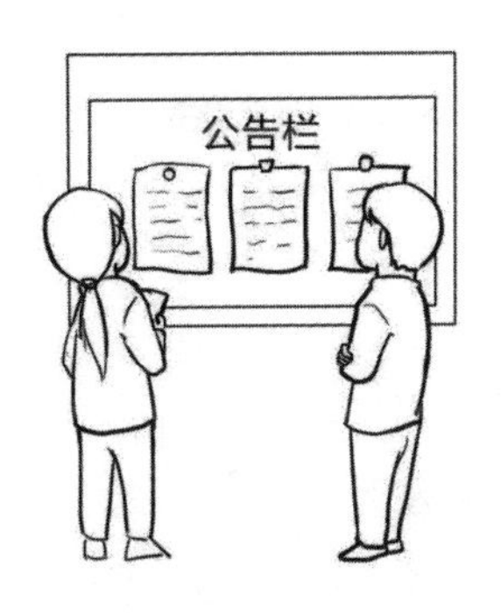

2.6.4 书面告知

用人单位书面告知劳动者本人上岗前、在岗期间和离岗时的职业健康检查结果。

2.7 职业病危害申报

用人单位工作场所存在《职业病危害因素分类目录》所列职业病危害因素的，应当按照规定，及时、如实地向所在地职业卫生监督管理部门申报职业病危害项目，并接受监督检查。

2.7.1 申报内容

职业病危害申报内容包括：

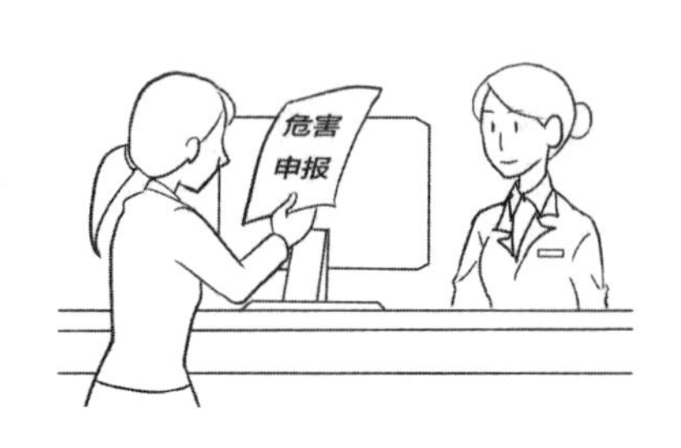

◇用人单位的基本情况；

◇工作场所职业病危害因素种类、分布情况以及接触人数；

◇法律、法规和规章规定的其他文件、资料。

2.7.2 时限要求

用人单位应按以下时限要求做好职业病危害申报工作：

◇建设项目竣工验收之日起 30 日内申报；

◇因技术、工艺、设备或者材料等变化导致原申报的职业病危害因素发生重大变化的，在 15 日内申报；

◇用人单位工作场所、名称、法定代表人或者主要负责人发生变化的，在 15 日内申报；

◇经过职业病危害因素检测与评价，发现原申报内容发生变化的，在 15 日内申报。

2.8 职业卫生培训

2.8.1 培训对象

职业卫生培训对象包括：

◇用人单位主要负责人；

◇用人单位职业卫生管理人员；

◇劳动者。

2.8.2 培训方式

职业卫生培训方式包括：

◇参加职业卫生监督管理部门、职业病防治专业技术机构举办的培训活动；

◇委托职业卫生专业机构进行培训；

◇邀请专业人员或示范企业职业卫生管理人员授课。

2.8.3 培训内容

2.8.3.1 管理人员培训

主要负责人、职业卫生管理人员侧重于法律、法规知识的培训，内容包括：

◇职业卫生相关法律、法规、规章；

◇职业卫生标准和规范；

◇职业病危害预防和控制的基本知识；

◇职业卫生管理相关知识。

2.8.3.2 劳动者培训

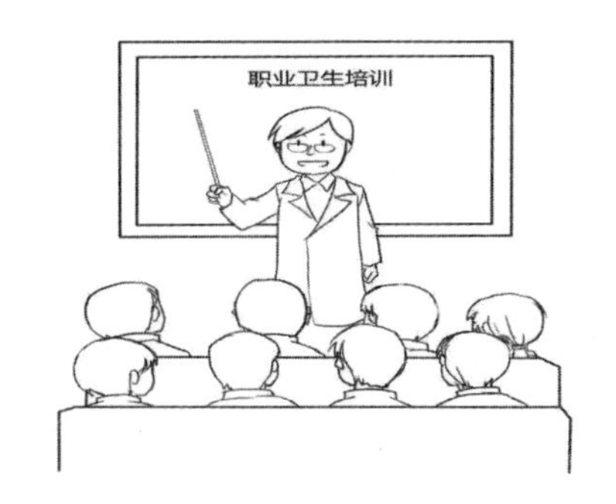

劳动者职业卫生培训重点在于职业病危害预防和控制的基本知识，内容包括：

◇工作场所存在的职业病危害因素；

◇正确使用、维护职业病防护

设备和个人防护用品；

◇职业卫生管理制度和操作规程。

2.9 职业卫生档案

用人单位职业卫生档案，是指用人单位在职业病危害防治和职业卫生管理活动中形成的，能够准确、完整反映本单位职业卫生工作全过程的文字、图纸、照片、报表、音像资料、电子文档等文件材料，内容包括：

◇职业病防治责任制文件；

◇职业卫生管理规章制度、操作规程；

◇工作场所职业病危害因素、岗位分布和人员接触情况；

◇职业病防护设施和应急救援设施基本信息，以及其使用和维护等记录；

◇工作场所职业病危害因素检测与评价报告；

◇个人职业病防护用品配备、发放、维护与更换等记录；

◇职业卫生培训资料；

◇职业病危害事故报告与应急处置记录；

◇劳动者职业健康检查资料；

◇建设项目职业卫生“三同时”有关技术资料；

◇职业病危害项目申报等有关回执文件；

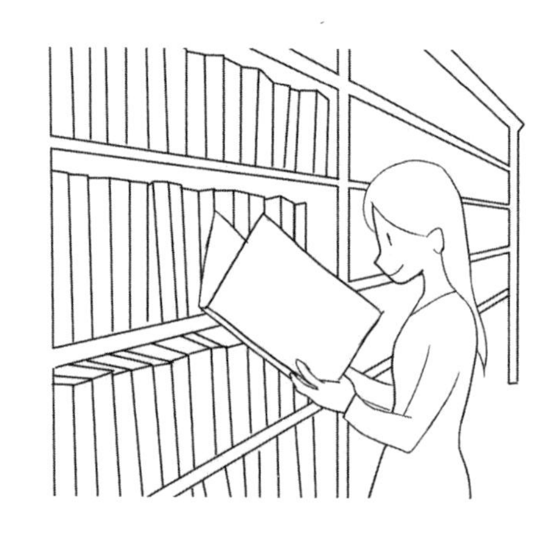

◇其他有关职业卫生管理的资料或者文件。

2.10 警示标识

职业病危害警示标识是指在工作场所中设置的可以提醒劳动者对职业病危害产生警觉并采取相应防护措施的图形标识、警示线、警示语句、文字说明以及组合使用的标识等。存在职业病危害因素的工作场所、作业岗位、设备、材料（产品）包装、贮存场所均应设置相应的警示标识。

2.10.1 图形标识

产生职业病危害的工作场所，应当在工作场所入口处及产生职业病危害的作业岗位或设备附近的醒目位置设置警示标识。相关工作场所包括：

◇粉尘工作场所；

◇放射工作场所；

◇有毒物品工作场所；

◇能引起职业性灼伤或腐蚀的化学品工作场所；

◇产生噪声的工作场所；

◇高温工作场所；

◇能引起电光性眼炎的工作场所；

◇生物因素所致职业病的工作场所；

◇存在低温作业的工作场所；

◇密闭空间作业场所；

◇产生手传振动的工作场所；

◇能引起其他职业病危害的工作场所；

◇使用、维护和检修可能产生职业病危害的设备的工作场所；

◇提供、使用、贮存可能产生职业病危害的化学品、放射性材料的场所；

◇高毒、剧毒物品工作场所及应急撤离通道。

当心中毒！
当心高压！
当心电离辐射！
易燃危险！
生物危险！
易爆危险！

2.10.2 警示线

生产、使用有毒物品或放射工作场所、车间应设警示线，警示线应离有毒物品区域周围外缘不少于30厘米，宽度不少于10厘米。设置要求如下：

◇生产、使用一般有毒物品区域设黄色警示线；

◇生产、使用高毒、剧毒物品区域设红色警示线；

◇开放性放射工作场所监督区设黄色警示线；

◇放射控制区设红色警示线。

2.10.3 职业病危害告知卡

对产生严重职业病危害的作业岗位，除按要求设置警示标识外，还应当在其醒目位置设置职业病危害告知卡。

2.10.3.1 设置岗位

告知卡设置岗位包括：

◇存在矽尘或石棉粉尘的作业岗位；

◇存在有致癌、致畸作用的有害物质的作业岗位；

◇可能导致急性职业性中毒的作业岗位；

◇放射性危害作业岗位。

2.10.3.2 告知内容

告知卡内容包括：

◇职业病危害因素名称；

◇理化特性；

◇健康危害；

◇接触限值；

◇防护措施；

◇应急处理；

◇急救电话；

◇职业病危害因素检测结果及检测时间。

2.10.4 警示说明

可能产生职业病危害的设备，或可能产生职业病危害的化学品、放射性同位素和含有放射性物质的材料，除按要求设置警示标识外，应在醒目位置设置中文警示说明。

2.10.4.1 设备警示

设备中文警示说明内容包括：

◇设备性能；

◇可能产生的职业病危害；

◇安全操作维护注意事项；

◇职业病防护措施；
◇应急救治措施。

2.10.4.2 材料警示

材料中文警示说明内容包括：
◇产品特性；
◇主要成分；
◇存在的有害因素；
◇可能产生的危害后果；
◇安全使用注意事项；
◇职业病防护措施；
◇应急救治措施。

2.11 防暑降温

2.11.1 高温作业防护

高温作业是指有高气温或有强烈的热辐射或伴有高气湿（相对湿度≥ 80%）的异常作业条件，湿球黑球温度指数（WBGT 指数）超过规定限值的作业。

高温作业管理包括合理布局生产现场，改进生产工艺和操作流程，采用良好的隔热、通风、降温措施，保证工作场所符合国家职业卫生标准要求，具体如下：

◇实施源头管理，降低或者消除高温危害；
◇确保高温防护设施投入使用，并采取综合控制措施；
◇专人负责高温日常监测；
◇组织接触高温者进行上岗前、在岗期间和离岗时的职业健康检查。

2.11.2 高温户外作业防护

高温天气作业是指在 35℃以上的高温自然气象环境下进行的作业。

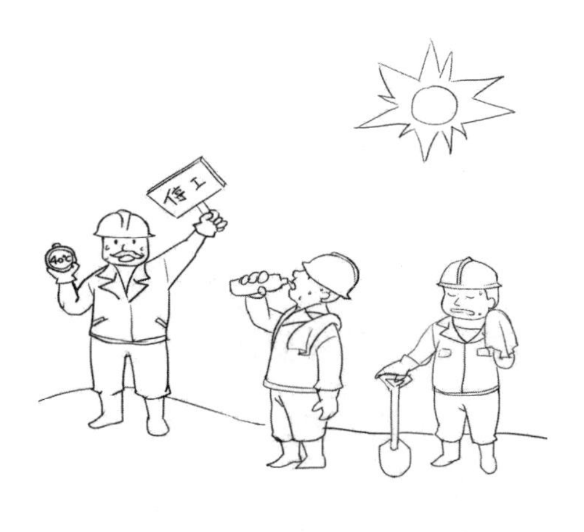

高温天气作业管理指根据生产特点和具体条件，采取合理安排工作时间、轮换作业、适当增加高温工作环境下劳动者的休息时间和减轻劳动强度、减少高温时段室外作业等措施，具体如下：

◇最高气温达到 40℃以上时，应停止当日室外露天作业；

◇最高气温达到 37℃以上、40℃以下时，室外露天作业时间累计不应超过 6 小时；

◇最高气温达到 35℃以上、37℃以下时，应采取换班轮休等方式，缩短作业时间。

2.12 女工保健

女工因生理的特点，在劳动过程需采取措施改善其工作条件，并对其进行职业健康知识培训。

2.12.1 卫生辅助用室

对于女工比较多的用人单位，应根据其需要建立如下卫生辅助用室：

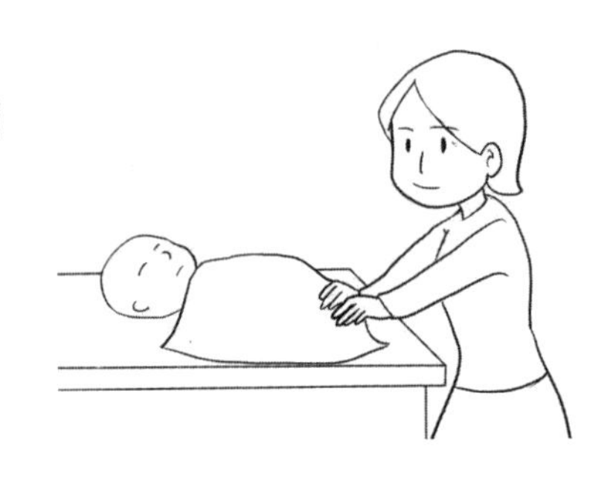

◇女工卫生室；

◇孕妇休息室；

◇哺乳室。

2.12.2 工作安排

在工作安排方面，用人单位应对女工禁忌从事的作业范围进行调整。

2.12.2.1 女职工禁忌作业

◇矿山井下作业；

◇第四级体力劳动强度作业；

◇每小时负重 6 次以上、每次负重超过 20 千克的作业；

◇间断负重、每次负重超过 25 千克的作业。

2.12.2.2 经期禁忌作业

◇第二级、第三级、第四级作业分级的冷水作业；

◇第二级、第三级、第四级作业分级的低温作业；

◇第三级、第四级体力劳动强度分级的作业；

◇第三级、第四级作业分级的高处作业。

2.12.2.3 孕期禁忌作业

◇化学毒物超过国家职业卫生标准的作业；

◇从事生产抗癌药物、己烯雌酚的作业；

◇接触麻醉剂气体的作业；

◇非密封源放射性物质的操作，核事故与放射事故的应急处置；
◇高处作业；
◇冷水作业；
◇低温作业；
◇第三级、第四级作业分级的高温作业；
◇第三级、第四级作业分级的噪声作业；
◇第三级、第四级体力劳动强度分级的作业；
◇密闭空间、高压室作业或者潜水作业；
◇伴有强烈振动的作业；
◇需要频繁弯腰、攀高、下蹲的作业。

2.12.2.4 哺乳期禁忌作业

◇化学毒物浓度超过国家职业卫生标准的作业；
◇非密封源放射性物质的操作，核事故与放射事故的应急处置；
◇第三级、第四级体力劳动强度分级的作业。

2.13 职业病防治经费

职业病防治经费是用人单位落实职业病危害防护设施和职业卫生管理措施的基本保证。

2.13.1 开支途径

项目投入运行之前，就应落实职业卫生防护设施以及职业卫生管理所需的经费，纳入工程预算列支。

投入运行后，每年应投入一定比例职业病防治管理经费，在生产经营成本中列支，纳入年度财务开支预算。

2.13.2 开支内容

职业病防治经费主要用于如下内容：

◇预防和治理职业病危害；

◇工作场所职业病危害因素的定期检测与评价；

◇职业健康检查；

◇职业卫生宣传、教育和培训；

◇职业病防护设施和卫生设施的更新和维护；

◇个人卫生防护用品；

◇工伤社会保险；

◇职业卫生管理措施。

文字 / 朱晓玲、周伟、何家禧、乔汉、刘婧

插图 / 柴可葳

3 职业病危害检测与评价

职业病危害检测与评价是职业病危害管理控制的内容之一，也是采取职业卫生防护措施的重要依据。

3.1 职业病危害因素分类

职业病危害是指对从事职业活动的劳动者可能导致职业病的各种危害。职业病危害因素包括职业活动中存在的各种有害的化学、物理、生物因素以及在作业过程中产生的其他职业有害因素。职业病危害因素按其来源可分为生产工艺过程中的有害因素、劳动过程中的有害因素和生产环境中的有害因素。

3.1.1 生产工艺过程中的有害因素

3.1.1.1 化学因素

化学因素包括生产过程中的许多化学物质和生产性粉尘。如：

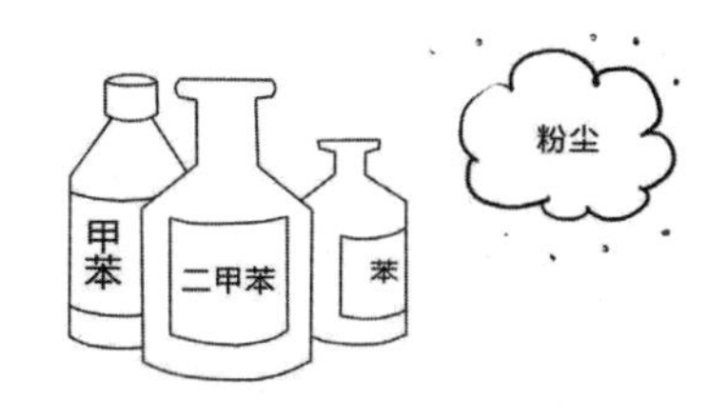

◇有机溶剂类，如苯、甲苯、二甲苯；

◇有毒气体，如一氧化碳、氰化物、氯气、氨气、硫化氢气体、二氧化硫等；

◇有机磷农药；

◇粉尘，如矽尘、煤尘、石棉尘、水泥尘、电焊尘等。

3.1.1.2 物理因素

◇异常气象条件；

◇异常气压；

◇噪声；

◇振动；

◇非电离辐射，如高频电磁场、微波；

◇电离辐射，如X射线、γ射线等。

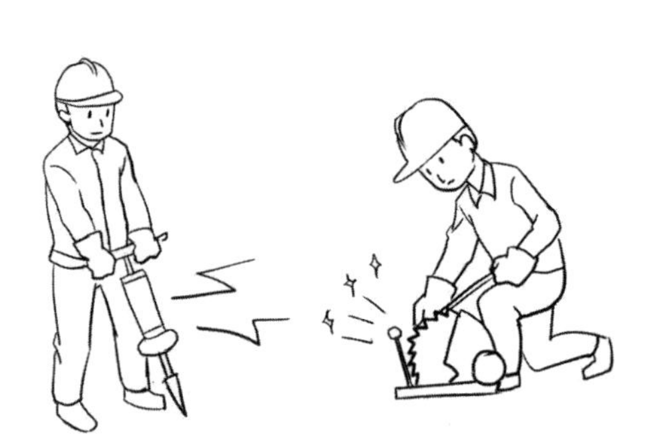

3.1.1.3 生物因素

◇炭疽杆菌；

◇布氏杆菌；

◇艾滋病病毒；

◇森林脑炎病毒；

◇伯氏疏螺旋体。

3.1.2 劳动过程中的有害因素

◇劳动组织和劳动过程不合理；

◇劳动强度过大；

◇过度精神或心理紧张；

◇劳动时个别器官或系统过度紧张；

◇长时间不良体位；

◇劳动工具不合理。

3.1.3 生产环境中的有害因素

◇自然环境因素；

◇厂房建筑或布局不合理；

◇来自其他生产过程散发的有害因素所造成的生产环境污染。

3.2 职业卫生现场调查

通过对各工作场所生产工艺（包括车间、工段、工种或生产装置、设备）、生产环境和劳动过程中所产生的职业病危害情况进行系统调查，以确定职业病危害因素的种类和来源。职业卫生现场调查内容包括：

◇生产工艺流程；

◇原辅材料、相关产品、中间产物和废物；

◇职业病危害接触人数；

◇工作场所的生产状况和环境条件；

◇职业病危害及其对人体健康的影响；

◇各个生产环节职业卫生管理；

◇采取的职业卫生工程控制措施；

◇个人职业病防护用品的配置和使用；

◇职业病危害控制的相关信息。

3.3 职业病危害因素定期检测

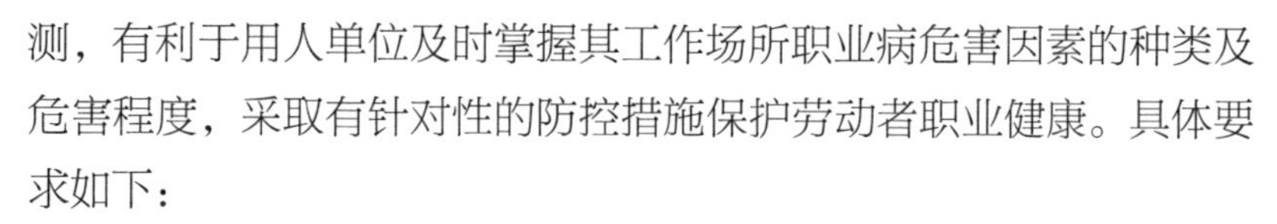

职业病危害因素定期检测是指用人单位定期委托具备资质的职业卫生技术服务机构对其产生职业病危害的工作场所进行的检测。

3.3.1 管理要求

开展职业病危害因素定期检测，有利于用人单位及时掌握其工作场所职业病危害因素的种类及危害程度，采取有针对性的防控措施保护劳动者职业健康。具体要求如下：

◇建立职业病危害因素定期检测制度；

◇将定期检测工作纳入年度职业病防治计划和实施方案；

◇明确责任部门或责任人，所需检测费用纳入年度经费预算；

◇每年至少对存在职业病危害因素的工作场所进行一次全面检测；

◇检测范围应包含产生职业病危害的全部工作场所；

◇审核技术服务机构现场调查记录、采样和检测计划、采样检测记录等；

◇对技术服务机构现场采样检测过程进行拍照或摄像留证。

3.3.2 采样检测要求

用人单位与职业卫生技术服务机构应当互相监督，保证采样检测符合以下要求：

◇选择空气中有害物质浓度最高、劳动者接触时间最长的岗位采样；

◇选择空气中有害物质浓度最高的时节及时段重点采样；

◇高温测量时应包括夏季及工期内最热月份湿球黑球温度。

3.3.3　检测结果处理

◇收到定期检测报告后一个月之内向职业卫生监督管理部门报告；

◇定期检测结果存入职业卫生档案；

◇及时向劳动者公示定期检测结果。

3.4　职业病防护设施“三同时”评价

可能产生职业病危害的建设项目，是指可能导致劳动者罹患法定职业病（10 大类 132 种）的建设项目。

“三同时”是指建设项目职业病防护设施应与主体工程同时设计、同时施工、同时投入生产和使用，这是从源头上预防、控制和消除职业病危害的有效手段。

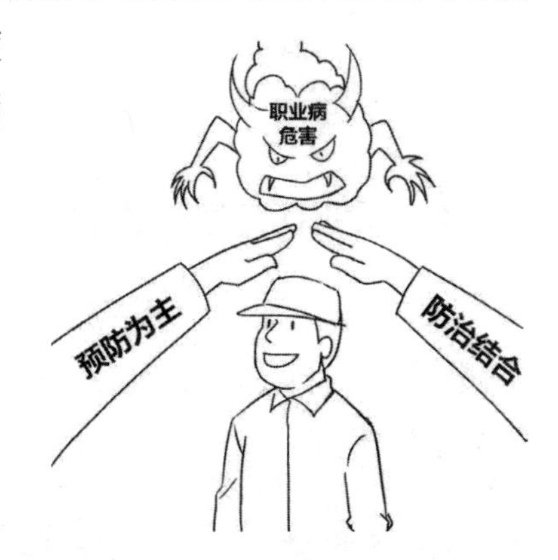

3.4.1　“三同时”评价内容

◇职业病危害预评价；

◇职业病防护设施设计；

◇职业病危害控制效果评价；

◇职业病防护设施验收。

3.4.2 建设项目职业病危害风险

根据建设项目可能产生职业病危害的风险程度，将建设项目分为：

◇职业病危害一般；

◇职业病危害较重；

◇职业病危害严重。

3.4.3 “三同时”评价信息公告

产生职业病危害的建设单位，应当通过公告栏、网站等公布如下建设项目职业病危害预评价、职业病防护设施设计和职业病危害控制效果评价等管理方面的信息：

◇承担单位；

◇评价结论；

◇评审时间；

◇评审意见；

◇职业病防护设施验收时间；

◇验收方案；

◇验收意见。

3.4.4 职业病危害预评价

对可能产生职业病危害的建设项目，建设单位应在可行性论证阶段进行职业病危害预评价。职业病危害预评价工作过程应当形成书面报告备查。

3.4.4.1 目的和意义

职业病危害预评价是指对可能产生职业病危害的建设项目，针对其可能产生的职业病危害因素、对劳动者的健康影响与危害程度、所需防护措施等进行预测性分析与评价，确定建设项目在职业病防治方面的可行性，为职业病防护设施设计提供基础。

3.4.4.2 预评价报告主要内容

◇建设项目概况；

◇职业病危害因素及其对劳动者健康影响与危害程度；

◇职业病危害风险分类；

◇拟采取的职业病防护设施和防护措施；

◇对策与建议；

◇评价结论。

3.4.5 职业病防护设施设计

存在职业病危害的建设项目，建设单位应当在施工前进行职业病防护设施设计。职业病防护设施设计工作过程应当形成书面报告备查。

3.4.5.1 目的和意义

职业病防护设施设计的目的与任务，是针对可行性研究报告以及职业病危害预评价报告提出的工程防护技术措施，提出能够予以施工建设且满足相关标准要求的工程设计，包括防护设施的规格型号、设计图纸、技术参数等。

3.4.5.2 防护设施设计主要内容

◇设计依据；

◇建设项目概况及工程分析；

◇职业病危害因素分析及危害程度预测；

◇拟采取的职业病防护设施、应急救援设施和相关技术参数；
◇辅助用室及卫生设施的设置；
◇对预评价报告意见采纳情况的说明；
◇职业病防护设施和应急救援设施投资预算；
◇职业病防护设施和应急救援设施的预期效果及评价。

3.4.6 职业病危害控制效果评价

建设项目在竣工验收前或者试运行期间，建设单位应进行职业病危害控制效果评价。建设单位应将职业病危害控制效果评价工作过程形成书面报告备查，其中职业病危害严重的建设项目应当在验收完成之日起 20 日内向职业卫生监督管理部门提交书面报告。

3.4.6.1 目的和意义

职业病危害控制效果评价的目的与任务，是确认建设项目对职业健康风险的控制效果，评价防护设施的符合性与有效性，并对建设项目的职业健康风险，提出有效的控制措施要求。

3.4.6.2 控制效果评价报告主要内容

◇建设项目概况；
◇职业病防护设施设计执行情况分析、评价；
◇职业病防护设施检测和运行情况分析、评价；
◇工作场所职业病危害因素检测分析、评价；
◇工作场所职业病危害因素日常监测情况分析、评价；
◇职业病危害因素对劳动者健康危害程度分析、评价；
◇职业病危害防治管理措施分析、评价；
◇职业健康监护状况分析、评价；
◇职业病危害事故应急救援和控制措施分析、评价；
◇正常生产后建设项目职业病防治效果预期分析、评价；

◇职业病危害防护补充措施及建议；

◇评价结论。

3.4.7 职业病防护设施验收

建设单位主要负责人或其指定的负责人应组织对职业病防护设施进行验收，并形成验收意见。建设单位应将职业病防护设施验收工作过程形成书面报告备查，其中职业病危害严重的建设项目应当在验收完成之日起 20 日内向职业卫生监督管理部门提交书面报告。

3.4.7.1 目的和意义

职业病防护设施验收的目的是确保产生职业病危害的用人单位的设立除应当符合法律、行政法规规定的设立条件外，其工作场所还应符合职业卫生要求。

3.4.7.2 验收方案

建设单位在职业病防护设施验收前，应编制验收方案，并在验收前 20 日书面报职业卫生监督管理部门。验收方案内容如下：

◇建设项目概况；

◇风险类别；

◇职业病危害预评价、职业病防护设施设计执行情况；

◇参与验收的人员及其工作内容、责任；

◇验收工作时间安排、程序。

3.4.7.3 验收内容

◇职业卫生管理机构和职业卫生管理人员情况；

◇职业病防治计划和实施方案；

◇职业卫生管理制度和操作规程；

◇职业卫生档案和劳动者健康监护档案；

◇职业病危害因素日常监测系统；

◇工作场所职业病危害因素检测、评价；

◇职业卫生培训；

◇职业健康检查；

◇职业病危害告知；

◇个人职业病防护用品；

◇职业病危害事故应急救援预案；

◇职业病防治法规和标准要求的其他管理措施。

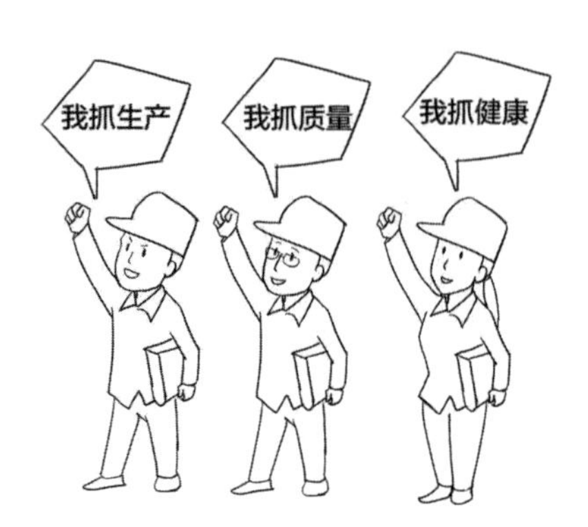

3.5 职业病危害现状评价

职业病危害严重的用人单位，每三年至少进行一次职业病危害现状评价。

3.5.1 目的和意义

通过对工作场所职业病危害因素及其接触水平、职业病防护设施及其他职业病防护措施与效果、职业病危害因素对劳动者的健康影响情况等综合评价，为职业病防治的日常管理提供科学依据。

3.5.2 现状评价报告主要内容

◇总论；

◇用人单位概况；

◇总体布局；

◇生产工艺和设备布局；

◇建筑卫生学；
◇职业病危害因素及其危害程度；
◇职业病防护设施与应急救援设施；
◇职业健康监护；
◇个人职业病防护用品；
◇辅助用室；
◇职业卫生管理；
◇结论；
◇建议。

文字 / 左弘、何家禧

插图 / 柴可葳

4 职业健康检查

职业健康检查是通过医学手段和方法，针对劳动者所接触的职业病危害因素可能产生的健康影响和健康损害进行临床医学检查，了解受检者健康状况，早期发现职业病、职业禁忌证和可能的其他疾病及健康损害的医疗行为。

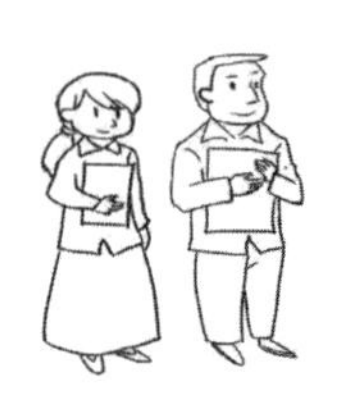
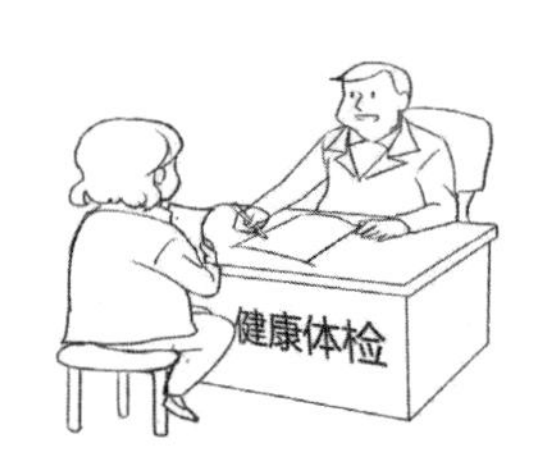

4.1 目的和意义

职业健康检查的目的和意义包括：

◇早期发现职业病、职业健康损害和职业禁忌证；

◇跟踪观察职业病及职业健康损害的发生、发展规律及分布情况；

◇评价职业健康损害与接触职业病危害因素的关系；

◇识别新的职业病危害因素和高危人群；

◇进行目标干预；

◇评价预防和干预措施的效果；

◇为制定或修订卫生政策和职业病防治对策服务。

4.2　与普通健康检查区别

职业健康检查与普通健康检查的区别在于以下几方面：

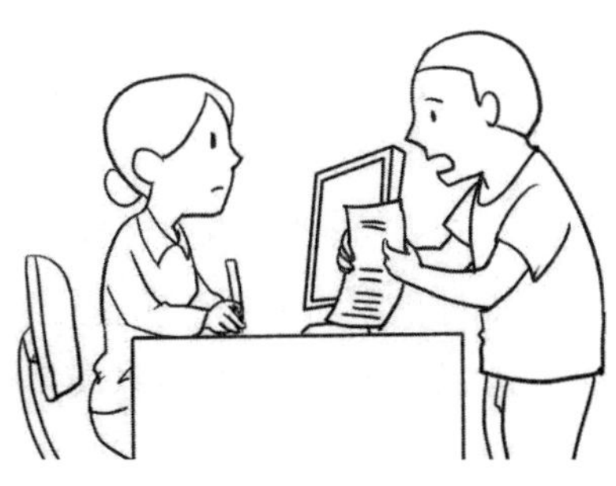

◇检查依据：《中华人民共和国职业病防治法》《职业健康检查管理办法》《职业健康检查技术规范》；

◇档案管理：需建立职业健康监护档案；

◇检查对象：针对职业病危害因素接触人群（包括即将接触有害因素的人群）；

◇检查类别：分为上岗前、在岗期间和离岗时的职业健康检查；

◇目标疾病：职业禁忌证和职业病；

◇检查机构：取得《医疗机构执业许可证》并具备职业健康检查能力的医疗卫生机构；

◇结果告知：职业健康检查结果需要书面告知劳动者；

◇结果报告：发现职业病病人或者疑似职业病病人时，需及时向所在地相关职业卫生监督管理部门报告。

4.3　职业健康检查的种类和周期

职业健康检查分为上岗前职业健康检查、在岗期间职业健康检查和离岗时职业健康检查，此外离岗后医学随访以及应急健康检查也属于职业健康检查的范围。

4.3.1 上岗前职业健康检查

上岗前健康检查均为强制性职业健康检查，应在开始从事有害作业前完成。

4.3.1.1 目的

上岗前健康检查的主要目的包括：

◇发现有无职业禁忌证；

◇建立接触职业病危害因素人员的基础健康档案；

◇评价劳动者是否适合拟从事的工种和工作岗位；

◇减少或消除职业病危害易感劳动者的健康损害。

4.3.1.2 对象

上岗前健康检查的对象包括：

◇拟从事接触职业病危害因素作业的新录用人员，包括转岗到该种作业岗位的人员；

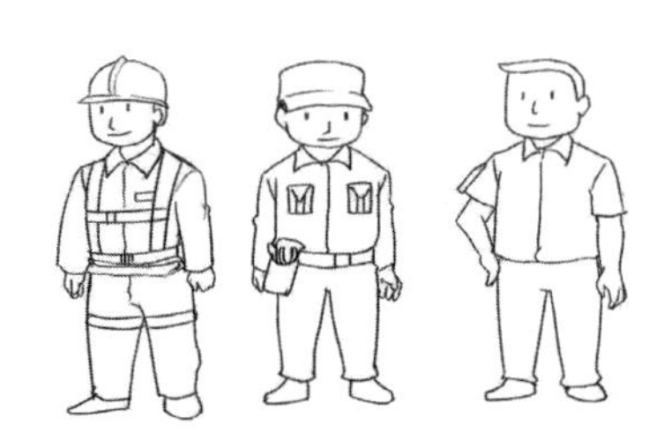

◇拟从事有特殊健康要求作业的人员，如高处作业、电工作业、职业机动车驾驶作业等。

4.3.2 在岗期间职业健康检查

长期从事规定的需要开展健康监护的职业病危害因素作业的劳动者，应进行在岗期间的定期健康检查。

4.3.2.1 目的

在岗期间职业健康检查的主要目的包括：

◇评价劳动者的健康变化是否与接触的职业病危害因素有关；

◇早期发现健康损害，及时治疗，减轻职业病危害后果；

◇评价工作场所职业病危害因素的控制效果。

4.3.2.2 对象

在岗期间职业健康检查的对象包括：

◇直接接触职业病危害因素的劳动者；

◇虽不是接触职业病危害因素，但由于作业场所未隔开、防护设施未到位，导致与直接接触劳动者同样的或几乎同样的接触的劳动者。

定期健康检查的周期应根据不同职业病危害因素的性质、工作场所有害因素的浓度或强度、目标疾病的潜伏期和防护措施等因素决定。

4.3.3 离岗时职业健康检查

对准备脱离所从事的职业病危害作业或者岗位的劳动者，应当在劳动者离岗前 30 日内组织劳动者进行离岗时的职业健康检查，其主要目的是确定其在停止接触职业病危害因素时的健康状况。

如最后一次在岗期间的健康检查是在离岗前的 90 天内，可视为离岗时检查。

4.3.4 离岗后健康检查

劳动者接触的职业病危害因素如具有慢性健康影响，所致职业病或职业肿瘤常有较长的潜伏期，故脱离接触后仍有可能发生职业病，需进行离岗后的健康检查。

离岗后健康检查时间的长短根据具体情况综合考虑后确定，包括有害因素致病的流行病学及临床特点、劳动者从事该作业的时间长短、工作场所有害因素的浓度等因素。

4.3.5 应急健康检查

当发生急性职业病危害事故时，根据事故处理的要求，对遭受或者可能遭受急性职业病危害的劳动者，应及时组织健康检查。应急健康检查应在事故发生后立即开始。

从事可能产生职业性传染病作业的劳动者，在疫情流行期或近期密切接触过传染源者，应及时开展应急健康检查，随时监测疫情动态。

4.4 职业健康检查工作实施

对从事接触职业病危害作业的劳动者，用人单位应按规定组织上岗前、在岗期间和离岗时的职业健康检查，承担职业健康检查费用，并将检查结果书面告知劳动者。具体实施过程按以下要求进行。

4.4.1 建立制度

建立健全职业健康检查制度，并根据本单位实际情况，制订每年的职业健康检查工作计划，保证职业健康检查工作的落实。

4.4.2 职业病危害识别

委托具有资质的职业卫生技术服务机构对工作场所的职业病危害因素进行识别，并对工作场所的职业病危害因素进行检测。

4.4.3 确定体检岗位和人员

根据职业病危害因素的识别和检测结果，确定职业健康检查岗位和具体接触人群的范围和数量。

4.4.4 提供资料

为了系统地开展职业健康监护，选择并委托具有职业健康检查能力的机构对接触职业病危害因素的劳动者进行职业健康检查，负责本单位的职业健康监护工作，并如实提供下列文件、资料：

◇用人单位的基本情况；

◇工作场所职业病危害因素种类及其接触人员名册；

◇职业病危害因素定期检测、评价结果。

4.4.5 确定体检项目

向职业健康检查机构提供本单位的基本情况、工作场所职业病危害因素种类和接触人数、职业病危害因素检测资料、产生职业病危害因素的生产工艺和材料、职业病危害防护设施等相关资料，由职业健康检查机构根据生产工艺、职业病危害因素识别和检测结果等资料，按照《职业健康监护技术规范》的要求，确定体检项目。

4.4.6 体检前准备

向职业健康检查机构提供需体检的人员资料，包括姓名、性别、工种、接触的职业病危害因素等，并通知员工体检时间和注意事项。

4.4.7 实施检查

由职业健康检查机构根据委托协议，按照有关规范为作业人员进行相应的职业健康检查，并提出评价和处理建议。

4.4.8 体检结果处理

用人单位领取体检结果后要将结果告知劳动者本人，并根据处理意见安排员工进行复检、调离、医学观察、进一步检查治疗等。

4.4.9 职业病报告

职业健康检查中出现新发生职业病或者疑似职业病的，应当及时向所在地职业卫生监督管理部门报告。

4.4.10 档案管理

用人单位应当为劳动者建立职业健康监护档案，并按照规定的期限妥善保存。

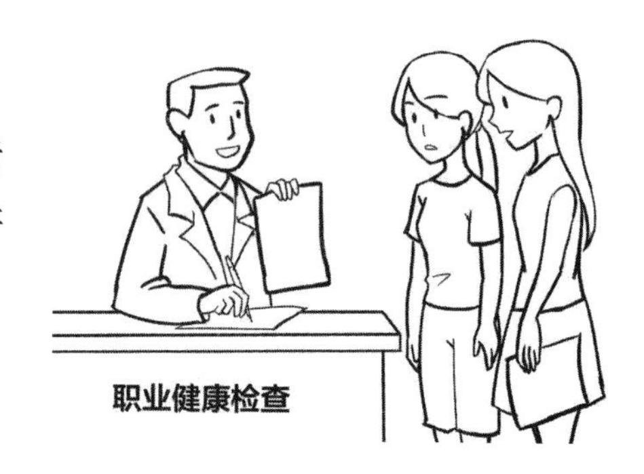

4.5 职业健康监护档案

职业健康监护档案是健康监护全过程的客观记录资料，是系统地观察劳动者健康状况的变化、评价个体和群体健康损害的依据，其特征是资料的完整性、连续性。

4.5.1 劳动者职业健康监护档案

◇劳动者职业史、既往史和职业病危害接触史；

◇职业健康检查结果及处理情况；

◇职业病诊疗等健康资料。

4.5.2 用人单位职业健康监护档案

◇用人单位职业卫生管理组织组成、职责；

◇职业健康监护制度和年度职业健康监护计划；

◇历次职业健康检查的文书，包括委托协议书、职业健康检查机构的健康检查总结报告和评价报告；

◇工作场所职业病危害因素监测结果；

◇职业病诊断证明书和职业病报告卡；

◇用人单位对职业病患者、患有职业禁忌证者和已出现职业相关健康损害劳动者的处理和安置记录；

◇用人单位在职业健康监护中提供的其他资料和职业健康检查机构记录整理的相关资料；

◇卫生行政部门要求的其他资料。

4.5.3 档案管理

用人单位应建立职业健康监护档案，并按规定妥善保存。

职业健康监护档案应有专人管理，并保证档案的保密性。

劳动者或劳动者委托代理人有权查阅劳动者个人的职业健康监护档案。劳动者离开用人单位时，有权索取本人职业健康监护档案复印件，用人单位应当如实、无偿提供，并在所提供的复印件上签章。

4.6 职业健康检查结果的落实

用人单位根据职业健康检查机构提供的职业健康检查报告，采取以下措施：

◇对有职业禁忌证的劳动者，调离或者暂时脱离原工作岗位；

◇对健康损害可能与所从事的职业相关的劳动者，进行妥善安置；

◇对需要复查的劳动者，按照职业健康检查机构的要求安排复查和医学观察；

◇对疑似职业病病人，按照职业健康检查机构的建议安排其进行医学观察或者职业病诊断；

◇对存在职业病危害的岗位，立即改善劳动条件，完善职业病防护设施。

文字 / 毕静、左弘、何家禧

插图 / 柴可葳

5 职业病危害控制

职业病危害控制包括职业病防护设施控制和个人防护用品的使用。

职业病防护设施控制指通过消除、替代、隔离、密闭、通风等工程控制措施，减少或消除工作场所存在或产生的职业病危害因素，将暴露控制在阈值以下，降低其对接触人员健康影响的风险水平，使其持续改进成为可能的一个风险管理过程。

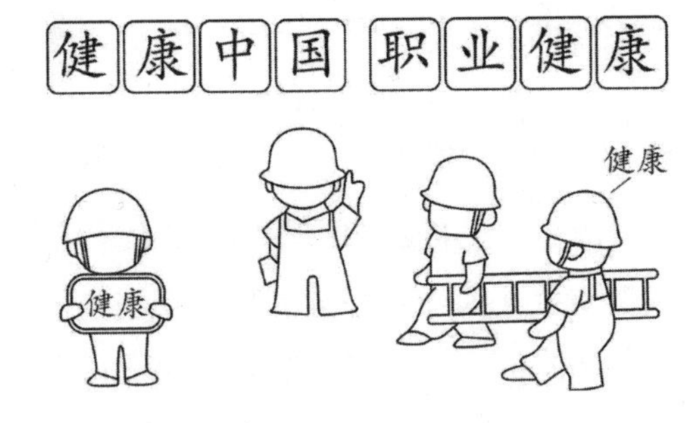

个人防护用品是指为使劳动者在生产过程中免遭或减轻职业病危害事故而提供的个人随身穿（佩）戴的用品，其通过使用一定的屏障体，采用阻隔、封闭、吸收和分散等方式，保护人体的局部或全身免受职业病危害因素的损害。

5.1 控制优先次序

针对工作场所中存在的各种职业病危害因素，首先应考虑采取工程控制措施从源头上控制职业病危害。其中消除是指废除产生职业危害的工艺或停用有毒的原料，实现从源头上控制职业危害的目的，是降低风险确切有效的途径； 替代包括原料替代或生产过程替代，以此降低有害原料或生产过程的职业危害风险；隔离包括物理隔离和距离控制，把劳动者完全与危害发生源隔离，消除危害风险；密闭是通过工程控制措施，把有害因素最大限度地密闭起来，避免其从发生源逸散；通风是通过稀释或局部排风实现对污染物的工程控制，是一种控制空气传播化学危害的主要方法；净化回收是把排出的有害气体或粉尘净化处理或回收利用的积极措施。

如工程控制措施无法完全消除化学毒物的危害，以及在某些应急检修或临时紧急作业的情况下，才考虑使用个人防护用品。

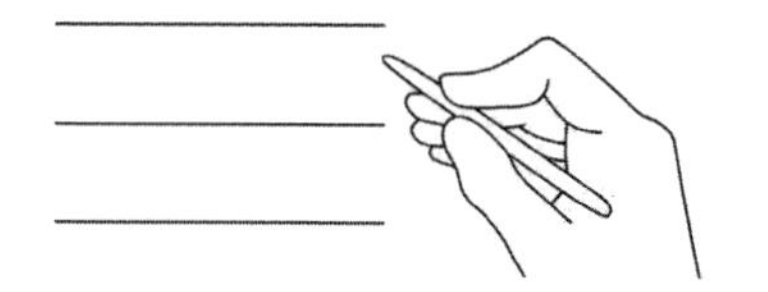

5.1.1 消除和替代

以无毒、低毒的物料或工艺代替有毒、高毒的物料或工艺，是从根本上解决防毒问题的最好办法，也是在防尘防毒方面一个重要的科研方向。通过多年的实践，已有许多行之有效的方法，通过废除产生职业危害的工艺或停用有毒的原料，从源头上控制职业危害，消除危害风险，如许多工作场所中的铅、汞和六价铬盐正在被逐步淘汰。由于当前科技发展水平和生产条件的限制，要消除有毒有害作业往往难以实现，这时可采取替代控制，包括原料替代或生产工艺替代。

5.1.2 隔离

在生产过程中，如果不可避免使用有害物质或因生产设备等条件的限制导致有害物质的浓度或强度无法降低到国家卫生标准时，可采取隔离工程控制方法控制其扩散，即把劳动者操作地点与危害物质或生产设备隔离开来，消除危害风险。隔离控制分为物理隔离和距离控制，其中距离控制既是管理措施，也是隔离措施。

5.1.3 密闭

在生产过程中，一旦粉尘、烟、蒸气、噪声等有害因素从发生源逸散出去，就会污染工作场所而产生危害。较好的策略是使用密闭的生产设备，或者把敞开设备改为密闭，或通过工程控制措施最大限度地对有害因素发生源加以密闭，这是防止粉尘或有毒气体外逸的有效措施。

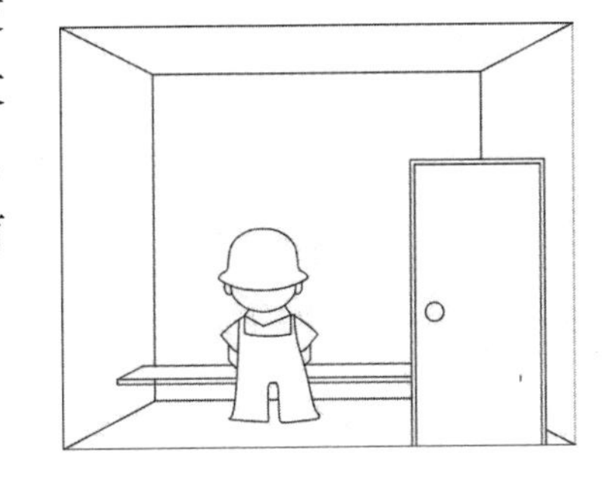

5.1.4 通风

当采取密闭措施时，如生产设备仍有粉尘或有毒气体逸出，或受生产条件限制设备无法完全密闭时，就要采取通风措施。通风排毒的方法有局部排风、局部送风和全面通风三种，其中以局部排风的效果最好。

5.1.5 净化回收

净化回收就是把排出来的粉尘或有毒气体予以净化处理或回收利用，使空气中的有害物质变为有用或无害，把消极措施变为回收利用的积极措施。净化回收方法可根据车间空气中有害物质存在的状态不同而定。一类是气溶胶状态，即雾、烟、尘等以微小颗粒分散于空气中，称为非均相分散系，其分离的方法及原理也只能基于这种微小颗粒物质的理化特性以及非均相分散系的特性，常见的净化方法如除尘净化法。另一类是气体、蒸气状态，即有毒气体、蒸气与空气均匀混合的状态，这种混合是分子混合的水平，属于均相分散物系，其分离或净化只能基于不同组分所具有的不同蒸气压、不同溶解度、选择性吸着作用及某些化学作用等特性，选择燃烧、冷凝、吸收、吸附等方法。

5.1.6 个人防护

个人防护用品是职业卫生防护的辅助性措施，只有在采用工程控制技术措施仍达不到要求的情况下，根据实际接触情况，采取有效的个人防护措施。个人防护用品对人的保护是有限度的，当职业危害超过允许的防护范围时，防护用品就会失去其作用。

个人防护用品按照防护部位分为：

◇头部防护用品；

◇呼吸器官防护用品；

◇眼面部防护用品；

◇听觉器官防护用品；

◇手部防护用品；

◇足部防护用品；

◇躯干防护用品；

◇护肤用品；

◇防坠落用品。

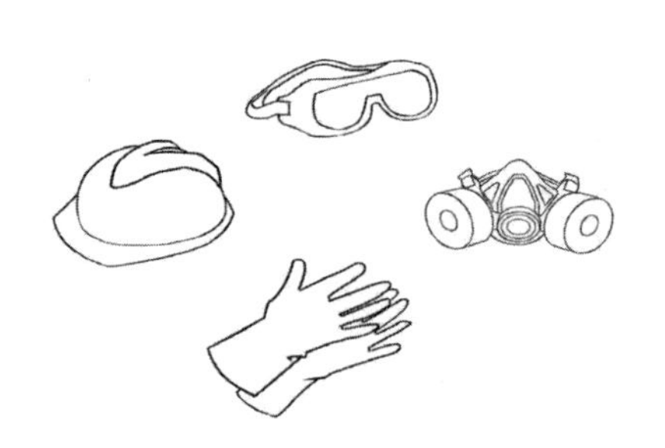

5.2 职业病危害防护设施

职业病危害防护设施是以消除或降低工作场所的职业病危害因

素如浓度或强度、减少职业病危害因素对劳动者健康的损害或影响、达到保护劳动者健康目的的装置，如通风、排毒、除尘、屏蔽、隔离等设施。

用人单位根据工艺特点和作业场所存在的职业病危害因素来选择相应的职业病危害防护设施，可以单独配备，也可以综合配备。如工作场所职业病危害因素浓度较低、工人密度低，则可采用自然通风设施；如工作场所可能产生较高浓度的粉尘，则应采取系统的机械通风和除尘设施；如工作场所存在强度较高的电离辐射，则应采取屏蔽和隔离措施等。总之，这些设施应当能有效地消除或降低工作场所的职业病危害因素浓度或强度，使之符合国家职业卫生标准。

职业病危害防护设施包括防尘、防毒、防噪声、防振动、防非电离辐射（高频电磁场、微波、紫外线和激光）、防电离辐射等防护设施。

5.2.1 防尘防毒

防尘防毒设施主要包括局部排风和全面通风。

5.2.1.1 局部排风

局部排风系统是利用局部气流在产生有毒物质的工作地点直接把有毒物质捕集，防止其在车间内扩散，保证室内工作地点有毒物质的浓度不超过国家职业卫生标准。与全面通风方法相比，具有排风量小、控制效果好等优点。在散发有害物质的工作场所，应首先考虑采用局部排风。

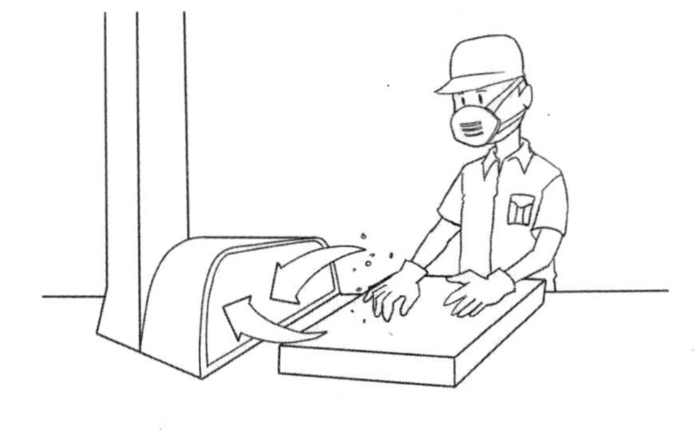

局部排风系统主要由排风罩、通风管道、净化设备和通风机组成。

5.2.1.1.1　**局部排风罩**

根据工作原理的不同，局部排风罩分为：

◇密闭罩；

◇柜式排风罩（通风柜）；

◇外部吸气罩；

◇接受式排风罩；

◇吹吸式排风罩。

5.2.1.1.2　**通风管道**

通风管道是通风系统的重要组成部分。合理的设计，如材料使用、风管结构、布置和尺寸，可直接影响通风系统的使用效果和技术的经济性能。

5.2.1.1.3　**净化设备**

净化设备是指净化粉尘、毒物的装置。

粉尘净化设备统称除尘器。根据主要除尘机理的不同，可分为：

◇重力除尘；

◇惯性除尘；

◇离心力除尘（旋风除尘器）；

◇过滤除尘（如袋式除尘器）；

◇洗涤除尘（如水膜除尘器）；

◇静电除尘装置。

有害气体净化处理设备主要包括：

◇焚烧炉（燃烧法）；

◇冷凝塔（冷凝法）；

◇活性炭吸收床（吸附法）；

◇电子束发生器（电子束照射法）。

5.2.1.1.4 通风机

按通风机作用原理分为离心式通风机和轴流式通风机。在工程设计上，一般根据局部排风系统的处理风量和压力损失等参数选用合适的通风机。

5.2.1.2 全面通风

全面通风是对整个工作场所进行通风换气，即以清洁空气稀释室内空气中有害物质，同时不断把污染空气排出室外，使工作场所有害物质浓度不超过国家职业卫生标准。对存在或产生有害气体的工作场所，如生产条件限制或有害物质发生源不固定等原因而不能采用局部排风，或采用局部排风后仍达不到卫生要求时，可采用全面通风。

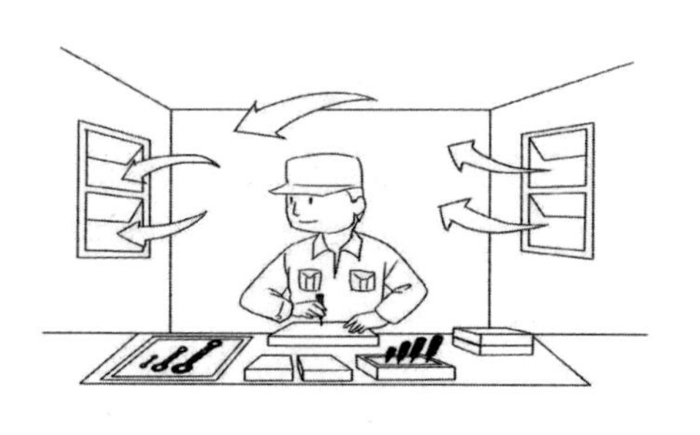

按通风动力的不同，全面通风可分为自然通风和机械通风。自然通风是依靠室外风力造成的风压和室内外空气温度差造成的热压使空气流动。由于自然通风易受室外的气象条件的影响，所以主要用于热车间排出余热的全面通风，也可用于热设备或产生温度较高的有害气体工作地点的全面排风。机械通风是依靠风机造成的压力使空气流动。

根据气流组织的方式，全面通风又可分为稀释通风、单向流通风、均匀流通风和热置换通风。

5.2.2 降噪隔振

5.2.2.1 降噪

对噪声的控制主要采取隔声和吸声设施。

5.2.2.1.1 隔声降噪

隔声降噪原理是阻断噪声的传播途径，如利用墙板、门窗、隔声罩等把各种噪声源与接收者分隔开来，使噪声在传播途径中受到阻挡。常见的隔声材料（结构）包括：

◇单层结构（如隔墙、楼板、顶棚、门、窗等）；

◇双层结构（即将一层隔声构件分成两层，层与层之间由空气层加以分开）；

◇隔声罩；

◇观察室；

◇隔声屏。

5.2.2.1.2 吸声降噪

吸声降噪是对室内顶棚、墙面等部位进行吸声处理，通过吸声处理减少混响声的影响，以降低室内噪声级。常见的吸声材料（结构）包括：

◇多孔吸声材料；

◇共振吸声材料；

◇特殊吸声材料。

5.2.2.2 隔振

隔振是在振动设备与支承结构（或基础）之间设置隔振装置，减少振源的振动能量输出。隔振降噪常用的隔振元件与材料包括：

◇金属弹簧；

◇橡胶；

◇气垫；

◇软木；

◇毛毡；

◇泡沫橡胶；

◇玻璃纤维。

5.2.2.3 消声

对气流产生的噪声主要采用消声降噪设施，如消声器是一种既可使气流顺利通过又能有效地降低噪声的设备，是一种具有吸声内衬或特殊结构形式、能有效降低噪声的气流管道。常见的消声器包括：

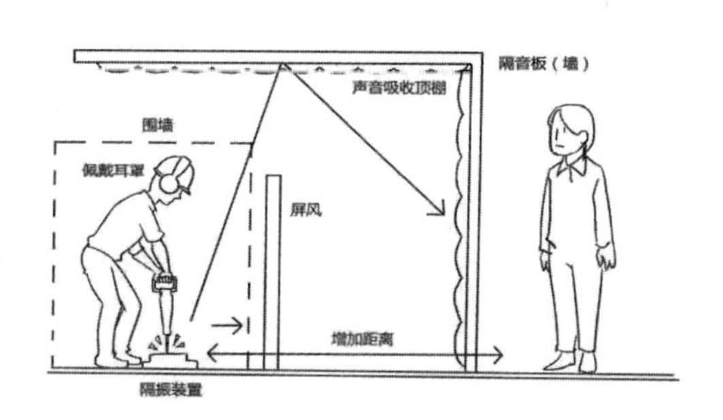

◇阻性消声器；

◇抗性消声器；

◇复合式消声器。

5.2.3 防（超）高频辐射

对（超）高频辐射的防护，主要采用屏蔽、远距离和限时操作三个原则。在不妨碍操作和符合工艺要求的基础上，屏蔽场源的效果最好。通常采用的屏蔽装置有屏蔽网、屏蔽罩或屏蔽室，屏蔽材料以薄金属板或金属网多见。

5.2.4 防微波辐射

采用各种屏蔽设施，使辐射能量被屏蔽材料吸收或反射回去是辐射源防护的有效措施。屏蔽设施分为金属屏蔽和吸收屏蔽，其中金属屏蔽通常使用金属网或金箔作为屏蔽材料，屏蔽材料必须接地，避免二次辐射；吸收屏蔽是采用某些微波吸收材料，把微波能量吸收转化为热能，从而达到屏蔽目的。

5.2.5 防红外线、紫外线

预防红外线辐射产生热效应最有效的措施是对光源和光路的全

封闭防护。在实际工作中，常用反射性铝制遮盖物。

预防紫外线辐射的根本措施是使生产过程机械化、自动化和密闭化，避免个人手工操作。在实际工作中，常对紫外线辐射操作现场进行一定的屏蔽。

5.2.6　防激光辐射

激光辐射的防护设备主要针对激光器的安全防护，包括以下几个方面：

◇在光束漏射的部位以及在光束通路上，设置封闭、不透光的防燃材料制成的防护罩；

◇安装激光开启与光束止动的连锁装置；

◇设光栏孔盖的开闭阀门、遥控触发式或延缓发射开关、光学观察窗口的滤光设施；

◇设激光发射的指示信号（灯光或声响）装置。

5.2.7　职业病防护设施的管理

职业病防护设施的管理方面应该包括以下内容：

◇建立职业病防护设施管理制度；

◇存在职业病危害因素的作业场所或岗位应设置相应的职业病防护设施，保证防护效果；

◇定期维护和及时检修职业病防护设施，保证其处于有效状态；

◇建立职业病防护设施档案和使用档案。

5.3　职业病危害事故应急救援

为了对职业病危害事故进行有效预防和及时控制，减轻、消除事故造成的危害和防止事故恶化，最大限度地降低事故损失，保障劳动者的身体健康与生命安全，用人单位应建立、健全一整套应对职业病危害事故的应急救援管理体系。应急救援管理体系包括应急救援措施、应急救援设施、应急救援预案与演练等方面的内容。

5.3.1 应急救援措施

发生或者可能发生急性职业病危害事故时，用人单位应当立即采取应急救援和控制措施，具体紧急措施如下：

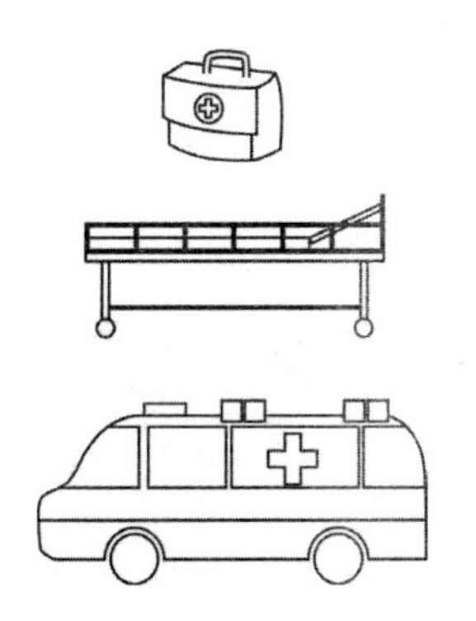

◇停止导致职业病危害事故的作业，控制事故现场，防止事态扩大，把事故危害降到最低限度；

◇疏通应急撤离通道，撤离作业人员，组织泄险；

◇保护事故现场，保留导致职业病危害事故的材料、设备和工具等，以便于查找事故原因；

◇对遭受或者可能遭受急性职业病危害的劳动者，及时组织救治、进行健康检查和医学观察；

◇按照规定进行事故报告；

◇配合相关部门调查。

5.3.2 应急救援设施

应急救援设施主要包括报警装置、事故通风系统、急救用品、冲洗设备、应急通道、泄险区等。应急救援设施应有清晰的标识，并按照相关规定定期保养维护以确保其正常运行。

5.3.2.1 报警装置

可能发生急性职业损伤的有毒、有害工种场所，应设置报警装置，要求包括：

◇报警装置应当标识清楚，24 小时处于设防状态；

◇为避免主电源供应中断的情况，应设置备用电源；

◇事故排风系统与泄漏报警装置相连锁。

5.3.2.2 事故通风系统

可能突然散发大量有害气体或易造成急性中毒或易燃易爆气体的工作场所应设置事故排风系统。排风系统的排风量应根据工艺设计所提供的资料通过计算确定，当工艺设计不能提供有关计算资料时，其通风换气次数不小于 12 次 / 小时。

5.3.2.3 急救用品

可能发生急性职业损伤的有毒、有害工作场所，应配置现场急救用品，通常包括一般急救用品和急救药品。

一般急救用品包括发生事故时急救人员所用的个人防护用品（如隔离式或过滤式呼吸防护用品、防护手套、防护鞋等）以及对被救者施救所需的急救用品（如人工呼吸辅助设备、现场止血用品、防暑降温用品、给氧器等）。

急救药品是指对有剧毒物质的工作场所，要配备有急救药品（如特效解毒剂）的急救箱或柜，急救箱或柜应放在车间或临近车间便于劳动者取用的地点，在其醒目位置有指示标识，急救药品必须保持其有效性，定期更换。

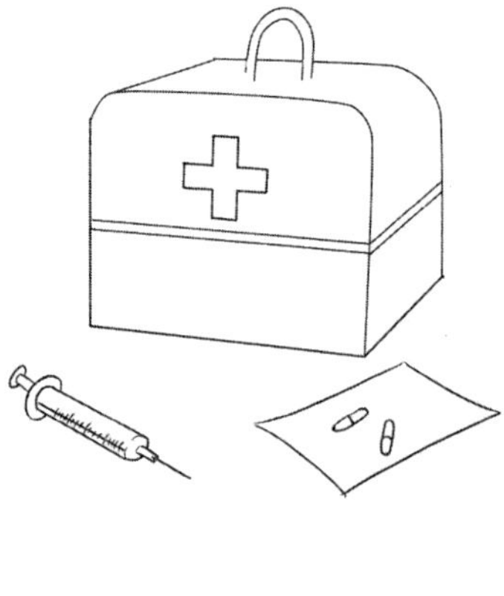

5.3.2.4 冲洗设备

在可能发生化学性灼伤及经皮肤黏膜吸收引起急性中毒的作业场所应配置冲洗设备，主要包括冲眼器、盥洗设施以及冲淋设备。冲淋、洗眼设施应靠近可能发生相应事故的工作地点。

5.3.2.5 应急撤离通道

应急撤离通道应当标识清楚，设有紧急灯光照明设施，保持畅通无阻，不能堆放其他杂物，不宜过窄。

5.3.2.6 泄险区

泄险区主要用于吸纳、消除、处理急性职业损伤因素，减少事故造成的伤亡和损失。泄险区周围的醒目位置应设置明显的警示标识以及中文警示说明，并说明定期泄险的时间、泄险的物质和注意事项。

5.3.3 应急救援预案

用人单位应针对存在的急性中毒风险，建立、健全职业病危害事故应急救援预案，并形成书面文件予以公布。应急救援预案内容包括：

◇明确责任人；

◇组织机构；

◇事故发生后的疏通线路；

◇紧急集合点；

◇技术方案；

◇救援设施的维护和启动；

◇医疗救护方案。

5.3.4 演练

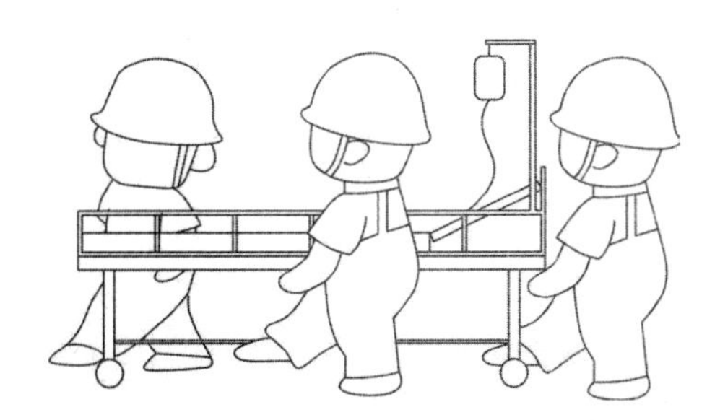

用人单位应定期演练职业病危害事故应急救援预案，并明确如下内容：

◇演练的周期；

◇内容与项目；

◇时间和地点；

◇目标；

◇效果评价；

◇实施负责人。

5.3.5 演练档案

演练档案内容包括：

◇应急救援预案；

◇演练计划；

◇演练记录；

◇演练评估报告或总结。

5.4 个人防护

个人防护用品是指为使劳动者在生产过程中免遭或减轻事故伤害和职业危害而提供的个人随身穿（佩）戴的用品。个人防护用品是职业卫生防护的辅助性措施，其对人的保护是有限度的，当职业危害超过允许的防护范围时，防护用品就会失去其作用。

5.4.1 个人防护用品种类

◇防御物理、化学和生物危险、有害因素对头部伤害的头部防护用品；

◇防御缺氧空气和空气污染物进入呼吸道的呼吸防护用品；

◇防御物理和化学危险、有害因素对眼面部伤害的眼面部防护用品；

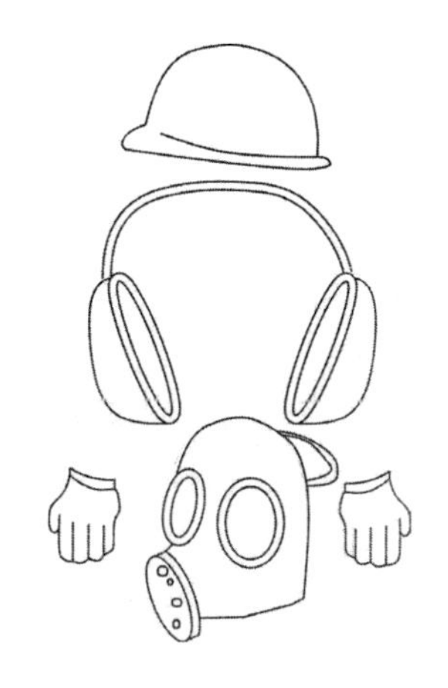

◇防噪声危害及防水、防寒等的听力防护用品；

◇防御物理、化学和生物危险、有害因素对手部伤害的手部防护用品；

◇防御物理和化学危险、有害因素对足部伤害的足部防护用品；

◇防御物理、化学和生物危险、有害因素对躯干伤害的躯干防护用品；

◇防御物理、化学和生物危险、有害因素损伤皮肤或引起皮肤疾病的护肤用品；

◇防止高处作业劳动者坠落或者高处落物伤害的坠落防护用品；

◇其他防御危险、有害因素的劳动防护用品。

5.4.2 个人防护用品的管理要求

◇制订各种类个人防护用品的使用制度和档案；

◇制订个人防护用品采购计划；

◇向合格供应商采购符合要求的个人防护用品；

◇根据不同工作岗位的不同防护要求，提供有效的个人防护用品；

◇劳动者上岗前应根据其使用的个人防护用品进行针对性的培训。

文字 / 何家禧、左弘

插图 / 何静雯、柴可葳

6 职业病诊断与保障

《中华人民共和国职业病防治法》所规定的职业病是指企业、事业单位和个体经济组织等用人单位的劳动者在职业活动中，因接触粉尘、放射性物质和其他有毒有害因素而引起的疾病。

6.1 职业病分类

6.1.1 法定职业病

构成《职业病防治法》中所规定的职业病，应具备下列条件：

◇患病主体是企业、事业单位或个体经济组织的劳动者；

◇在从事职业活动的过程中产生的；

◇因接触粉尘、放射性物质和其他有毒有害因素引起的；

◇国家公布的职业病分类和目录所列的职业病。

6.1.2 职业病种类

《职业病分类和目录》规定法定的职业病现有10大类、132种。这10类包括：

◇职业性尘肺病及其他呼吸系统疾病；

◇职业性皮肤病；

◇职业性眼病；

◇职业性耳鼻喉口腔疾病；

◇职业性化学中毒；

◇物理因素所致的职业病；

◇职业性放射性疾病；

◇职业性传染病；

◇职业性肿瘤；

◇其他职业病。

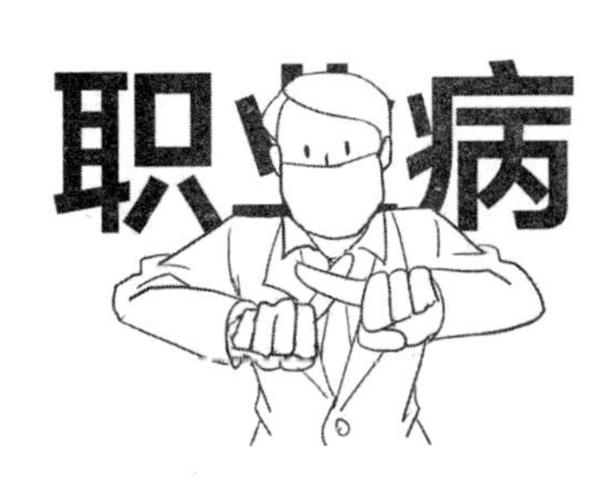

6.2 职业病诊断程序

职业病诊断是由承担职业病诊断的医疗卫生机构依据《职业病防治法》以及有关职业病诊断的法规、分类和目录及诊断标准，对劳动者在职业活动中，因接触粉尘、放射性物质和其他有毒有害因素而引起的疾病所进行的诊断活动。

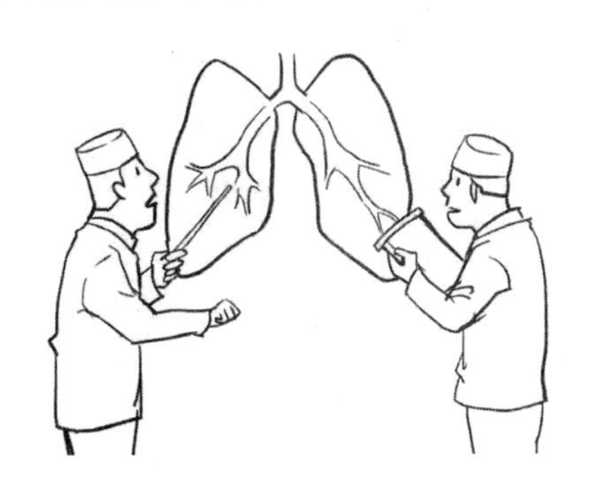

6.2.1 诊断地点

申请人为当事人，可以是劳动者，也可以是用人单位。

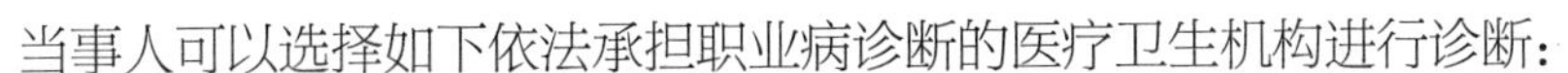

当事人可以选择如下依法承担职业病诊断的医疗卫生机构进行诊断：

◇用人单位所在地；

◇本人户籍所在地；

◇经常居住地。

6.2.2 提交职业病诊断申请及相关资料

需要进行职业病诊断的个人或用人单位，到职业病诊断机构接诊处，填写《职业病诊断就诊登记表》，并提交下列资料：

◇劳动者职业史和职业病危害接触史；

◇劳动者健康损害的医学资料；

◇劳动者工作场所职业病危害因素检测结果；

◇与诊断有关的其他资料。

6.2.3 接收诊断申请并审核资料

职业病诊断接诊处对接收的材料进行审核，若提交的职业病诊断资料不齐全，可要求当事人补充；或按照相关规定，要求有关部门提供。接收材料后出具《接收职业病诊断材料回执》。

6.2.4 诊断

接收材料后，职业病诊断机构组织取得职业病诊断资格的执业医师进行诊断，必要时可邀请有关专家参加。如需做必要的进一步医学检查或现场调查等时，诊断机构会根据专家提出的意见，及时通知当事人或组织相关部门实施。

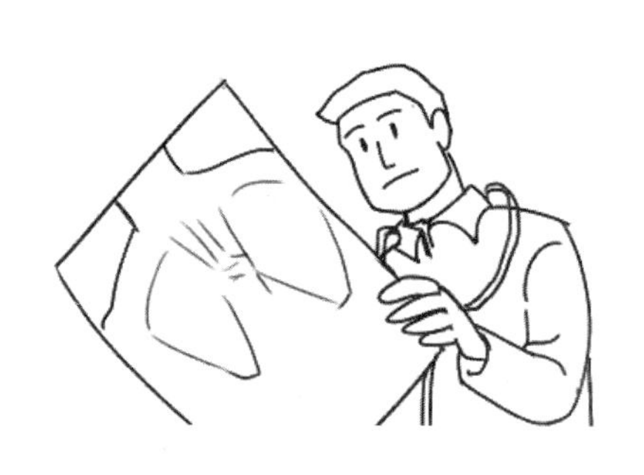

职业病诊断，应当综合分析下列因素：

◇病人的职业史；

◇职业病危害接触史和工作场所职业病危害因素情况；

◇临床表现以及辅助检查结果等。

没有证据否定职业病危害因素与病人临床表现之间的必然联系的，应当诊断为职业病。诊断过程如实记载于《职业病诊断过程记录》。

6.2.5　出具《职业病诊断证明书》

在做出职业病诊断结论后，制作《职业病诊断证明书》，内容包括：

◇劳动者和用人单位基本信息；

◇诊断结论；

◇诊断时间；

◇处理意见。

《职业病诊断证明书》由参与诊断的取得职业病诊断资格的执业医师签署，并经承担职业病诊断的医疗卫生机构审核盖章。《职业病诊断证明书》一式三份，劳动者、用人单位和诊断机构各一份。

6.2.6　职业病报告

职业病诊断机构对于诊断为职业病的病例，按规定填报《职业病报告卡》《尘肺病报告卡》，并通过网络的方式，及时向所在地相关职业卫生监督管理部门报告。

用人单位发现职业病病人时，应当及时向所在地相关职业卫生监督管理部门报告；确诊为职业病的，还应当向所在地劳动保障行政部门报告。

6.2.7 职业病诊断鉴定

当事人对职业病诊断结果有异议的，可进行两级鉴定，即设区的市级职业病诊断鉴定委员会鉴定和省级职业病诊断鉴定委员会鉴定。对设区的市级鉴定委员会所做出的鉴定结论有异议的，可以申请省级鉴定委员会再鉴定。

6.3 职业病病人保障

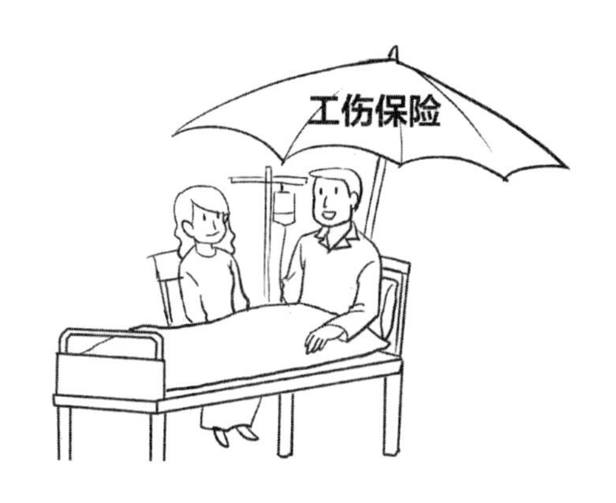

职业病病人依法享受国家规定的职业病待遇，在职业病病人治疗、康复、安置及保障方面的规定如下：

◇用人单位应按照国家规定，安排职业病病人进行治疗、康复和定期检查；

◇安排职业病病人进行劳动能力鉴定，根据鉴定结果安排适合其本人技能的岗位；

◇职业病病人的诊疗、康复费用，伤残以及失去劳动能力的职业病病人的社会保障，按照国家有关工伤保险的规定执行；

◇劳动者被诊断患有职业病，用人单位没有依法参加工伤保险的，其医疗和生活保障由该用人单位承担；

◇职业病病人除依法享有工伤保险外，依照有关民事法律，尚有获得赔偿的权利，有权向用人单位提出赔偿要求；

◇职业病病人变动工作单位时，其依法享有的待遇不变；

◇用人单位在发生分立、合并、解散、破产等情形时，应当按照有关规定妥善安置职业病人；

◇用人单位不存在或者无法确认劳动关系的职业病病人，可以向民政部门申请医疗救助和生活等方面的救助。

6.4 疑似职业病处理

6.4.1 疑似职业病确定

疑似职业病由医疗卫生机构、职业健康检查机构在日常诊治、体检过程中发现，有下列情况之一者，可考虑为疑似职业病病人：

◇劳动者所患疾病或健康损害表现与其所接触的职业病危害因素的关系不能排除的；

◇在同一工作环境中，同时或短期内发生两例或两例以上健康损害表现相同或相似病例，病因不明确，又不能以常见病、传染病、地方病等群体性疾病解释的；

◇同一工作环境中已发现职业病病人，其他劳动者出现相似健康损害表现的；

◇职业健康检查机构、职业病诊断机构依据职业病诊断标准，认为需要做进一步的检查、医学观察或诊断性治疗以明确诊断的；

◇劳动者已出现职业病危害因素造成的健康损害表现，但未达到职业病诊断标准规定的诊断条件，而健康损害还可能继续发展的。

6.4.2 疑似职业病报告

◇医疗卫生机构发现疑似职业病病人时，应当告知劳动者本人并及时通知用人单位；

◇用人单位和医疗卫生机构发现疑似职业病病人时，应当及时向所在地相关职业卫生监督管理部门报告。

6.4.3 疑似职业病管理

◇对不能确诊的疑似职业病病人，可以经必要的医学检查或者住院观察后，再做出诊断；

◇用人单位应当及时安排对疑似职业病病人进行诊断；

◇在疑似职业病病人诊断或者医学观察期间，不得解除或者终止与其订立的劳动合同；

◇疑似职业病病人在诊断、医学观察期间的费用，由用人单位承担。

文字 / 何坚、何家禧

插图 / 柴可葳

7 辐射防护

在自然界和人工生产的元素中，有一些能自动发生衰变，并放射出肉眼看不见的射线，这些元素统称为放射性元素或放射性物质。而辐射指的是一切具有动能的微观粒子或波，微波、红外线、可见光、紫外线、X 射线、γ 射线、电子、中子、带电重离子等都属于辐射的范畴。从分类上来说，微波、可见光、紫外线、红外线等粒子能量不是很高，与物质相互作用时不会引起物质的电离，这类辐射称为非电离辐射；而 X 射线、γ 射线、高能电子、中子与带重电离子与物质相互作用时，能够引起物质发生电离，这类辐射称为电离辐射。在辐射防护中，一般来说我们更关心的是电离辐射。

7.1 辐射来源

7.1.1 自然界辐射

辐射是无处不在的，实际上它本身就是我们环境的一个组成部分。自然界每年以平均 2.4 希沃特的剂量，照射到生活在地球上的每个人身上，没有人能够完全逃避自然界辐射的作用。

7.1.1.1 宇宙射线

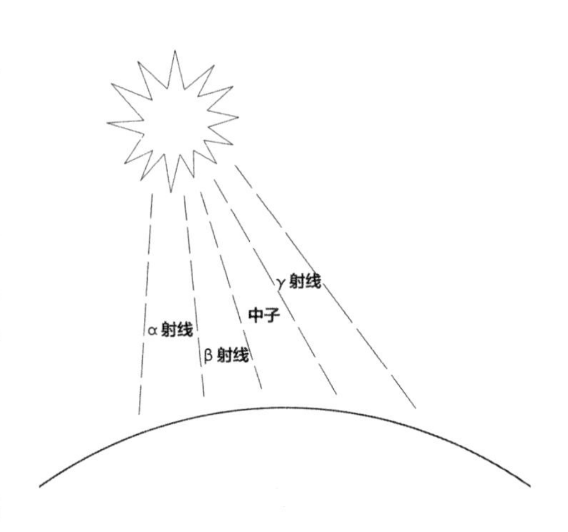

充满整个外空间的高能宇宙射线穿过大气层，与大气层的原子核发生相互作用，产生 γ 射线、中子、带电粒子、μ 子等各种次级辐射，均匀照射到地球上的每个居民身上。

7.1.1.2 宇生放射性核素

宇宙射线及其次级辐射与大气层内的原子核相互作用，产生的放射性核素，通过各种途径被人体吸收，对人造成照射。其中最重要的核素包括 ^{3}H、^{7}Be、^{11}C 等。

7.1.1.3 原生放射性核素

原生放射性核素寿命很长，是与地球年龄相当的放射性核素以及由于它们衰变而生成的放射性子核，包括 ^{235}U 放射系、^{238}U 放射系、^{232}Th 放射系以及长寿命的放射系核素如 ^{40}K 等，这些原生放射系核素就存在于组成我们身体以及身边的每种材料当中，时刻影响着我们的生活，并且它也是生命进化的因素之一。

小剂量的照射对人类健康的影响是微乎其微的，我们根本无法察觉，甚至至今人们还不清楚小剂量照射对人体健康是有害的还是有益的。世界上本来就有一些高本底地区，本底辐射水平要比平均本底水平高 2 ～ 3 倍，包括中国的广东阳江、福建鬼头山区，法国中央区和西南区，意大利拉齐奥，以及芬兰、巴西、印度等，这些地区居民的寿命及健康状况与周围低本底地区并无任何差别。

7.1.2 人工辐射

医疗照射是人类接收人工辐射照射的主要来源。实际上，人类所受的人工照射中有 90% 左右的剂量是由于医疗照射，越发达地区医疗照射的剂量也就越高。接受一次胸部 X 射线透视所受的有效剂量平均为 1.1 希沃特，接受一次全身 CT 的有效剂量甚至可达 8 希沃特。这些照射水平远远大于平均的天然本底照射，但对我们的健康依然没有构成可察觉的有害影响。所以说，辐射并不可怕，我们每天都会接收，并且小剂量情况下对我们几乎没有任何影响。

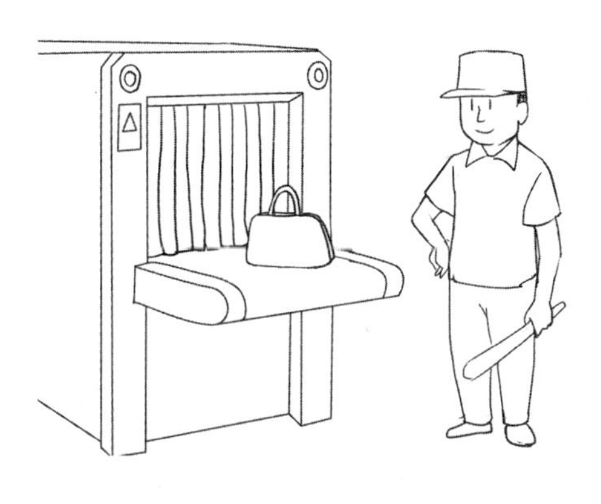

7.2 辐射剂量单位

理解辐射对人的效应，必须先弄清楚表示辐射水平高低的单位。物理上来说，辐射对任何物质产生的作用都是由于能量的沉积造成的，因此电离辐射授予单位质量物质的能量也就成为最能代表辐射场的强度，这个量称为吸收剂量，其单位为戈瑞（Gy，焦耳 / 千克）。

不是所有的辐射，在有相同吸收剂量的时候会产生同样的效应，效应还与辐射场的种类、人体被照射的组织或器官有关，这样就有了两个加权的吸收剂量：对辐射场特性加权的称为当量剂量，对辐射场以及人体不同组织和器官进行加权的称为有效剂量，两者的单位都是希沃特（Sv，焦耳 / 千克）。

7.3 辐射作用方式

按照辐射对人的作用方式，可以将照射分为外照射和内照射。

7.3.1 外照射

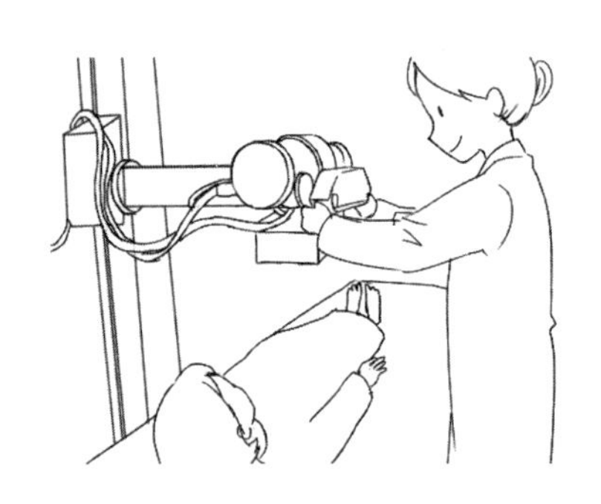

外照射指辐射源位于人体外，产生的辐射对人形成照射。外照射情况下，穿透能力强的粒子如高能电子、X 射线、γ 射线、中子形成的危害比较大。

7.3.2 内照射

内照射指由于放射性核素进入人体内部，产生的射线直接对组织形成的照射，其危害比外照射更大。相比之下，短射程的粒子如 α 粒子、裂变碎片以及电子的危害更大。

7.4 辐射对人的效应

7.4.1 效应特点

辐射对人的效应有两个显著的特点，即很低的吸收能量可以造成很严重的伤害，短时间的作用可以造成非常长久的影响。

6 戈瑞的急性全身均匀照射可致人死亡，然而这个能量如果全部换成热量，则只能使组织的温度升高 0.001 4℃，因此很小的能量沉积就可引起严重的后果。从时间上来说，电离粒子穿过原子，通过电离引起能量沉积，到形成自由基并最终与关键组织大分子相互作用，形成生物损伤，这一过程总共不超过1秒，但其对生物体的影响可一直持续数年甚至终生。因此说，短暂的作用即可引起长期的效应。

7.4.2 生物效应

辐射的生物效应可以分为两类，即确定性效应和随机性效应。

7.4.2.1 确定性效应

确定性效应是指当接受的辐射剂量较高时，可能杀伤大量功能细胞，造成组织功能丧失。它的特点是具有一定的阈值，剂量低于此阈值时不会产生，效应的严重程度与剂量有关。例如，皮肤红斑的单次照射剂量阈值为5～8戈瑞，暂时性脱发阈值为3～5戈瑞，眼晶体混浊阈值为2戈瑞，白内障（100%）阈值为7.5戈瑞等。

7.4.2.2 随机性效应

随机性效应是指单细胞接受小剂量辐射后发生变异，通过细胞增殖最终对人体造成的效应。它的特点是无阈值，效应发生的概率与受照剂量有关，效应的严重程度与剂量无关。这类效应主要包括遗传效应和致癌效应。

因此，由于很小的吸收能量就能导致严重的生物效应，很短暂的照射就能影响人的一生，从这个层面上来说，辐射确实很可怕。

7.5 辐射防护

7.5.1 外照射防护

外照射的防护一般有三种方法，即时间防护、距离防护和屏蔽防护。

7.5.1.1 时间防护

时间防护就是减少与放射源接触的时间。因为对于特定的源和给定的照射条件，剂量正比于照射的时间。

7.5.1.2 距离防护

距离防护就是增大人与放射源之间的距离。对于点源，辐射场强度与距离的平方成反比，增大人与源之间的距离，就能够有效减少所受的剂量。

7.5.1.3 屏蔽防护

屏蔽防护就是在人与放射源之间设置适当的屏障，以达到防护的目的。α 粒子、低能电子的穿透能力都很弱，很容易被屏障阻挡；X 射线、γ 射线可以用高 Z 材料进行防护；中子最难屏蔽，因为不同能量的中子在物质中的吸收机制也是不同的，中子屏蔽材料成分应包括：高 Z 元素将高能中子减速到快中子，含氢材料将快中子进一步慢化为低能中子或慢中子，热中子吸收材料如镉、^{10}B 等可吸收热中子。

实际上，外照射的防护与人们日常工作和生活中对紫外线的防护方式非常相似。

7.5.2 内照射防护

由于内照射是核素进入人体内，因此阻断人体对放射性核素的吸收是唯一的防护方法。

7.5.2.1 使用碘片

服用碘片能够阻挡人体对 ^{131}I 的吸收，并能增加体内碘代谢，使

已经进入体内的 ^{131}I 尽快排出体外。

7.5.2.2 个体防护

因为很大一部分放射性核素是以放射性微尘的形式存在于空气中的，在有放射性污染的区域使用防护面具或戴口罩、穿防护服等可以有效减少放射性核素的吸入。

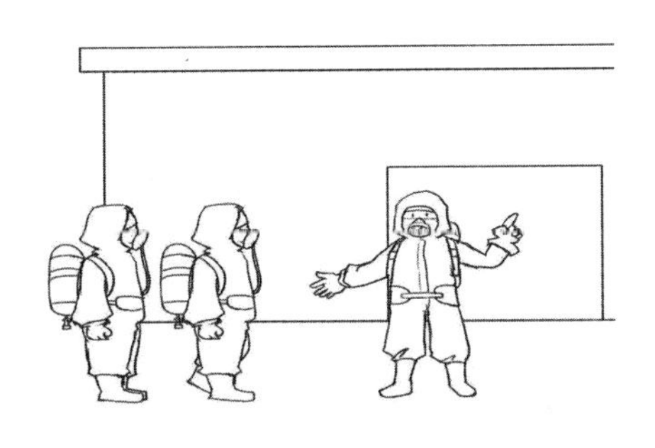

7.5.2.3 个人卫生

在放射性污染区域不进食、不饮水、勤洗手、注意个人卫生，都能起到防止内照射作用。

值得注意的是，肉眼是看不到辐射的，当身体对辐射有反应时已经受到了严重的伤害，即使是很短时间的照射也许就能影响我们的一生，所以对于辐射安全一定要引起重视。但是辐射又是我们生活的组成部分，小剂量的照射是每个人不可避免的，不会影响我们的健康，所以没有必要对辐射过于恐惧。

文字 / 王海军、何家禧

插图 / 柴可葳

8 常见职业病危害因素

8.1 化学毒物

在一定条件下，以较小的剂量进入机体内引起暂时或永久性的病理改变，甚至危及生命的化学物质称为毒物；机体受毒物作用引起的疾病状态称为中毒；由于接触各种化学物质所引起的中毒称为化学中毒。

化学毒物主要来源于原料、辅料、中间体、产品、副产品和废弃物等，通常以固态、液态、气态和气溶胶的形式存在。

8.1.1 接触机会

在生产过程的各种操作和生产环节中均有机会接触到化学毒物。例如，原材料的开采、提炼；成品的包装、处理；材料的加工、搬运、储藏；化学反应事故；各种跑、冒、滴、漏等。另外，有些作业虽然并不使用化学物，但在一定条件下可能接触到化学毒物，例如，进入密闭空间操作可能接触到硫化氢、单纯窒息性气体等。

8.1.2 进入人体的途径

在生产过程中化学毒物主要通过呼吸道进入人体，也可以通过皮肤和消化道吸收。

8.1.2.1 呼吸道吸收

工作场所大部分的化学毒物均可以经过呼吸道吸收引起人中毒。经过呼吸道吸收的毒物未经肝脏的生物转化即直接进入人体血液循环作用于全身，故毒作用发生较快。毒物经过呼吸道吸收主要受毒物的浓度、分压、劳动强度和生产环境的气象条件等因素的影响。

8.1.2.2 皮肤吸收

皮肤对外来化学毒物具有屏障作用，但是也有很多毒物可以经过完好的皮肤吸收，如苯的氨基硝基化合物、杀虫剂等。某些毒物虽然不能通过完好的皮肤吸收，但当皮肤破损时则可以通过破损部位吸收。环境的温度和湿度等因素均可以影响毒物的经皮吸收。

8.1.2.3 消化道吸收

在生产过程中毒物经过消化道吸收的可能性较低，偶见于各种误服事故。

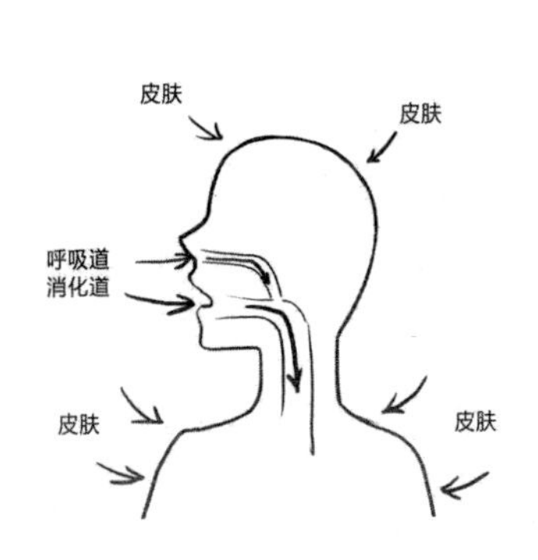

8.1.3 体内的转化过程

毒物在体内的转化过程包括分布、生物转化和排出等环节。

8.1.3.1 分布

毒物经过吸收以后，随血液循环分布到全身。大多数毒物在体内呈不均匀分布。最初，化学毒物常分布于血流量较大的组织器官，随后逐步转移到血液循环差、组织亲和力较强的部位。

8.1.3.2 生物转化

进入机体的化学毒物有些直接作用于靶器官，并以原形排出。多数毒物可以在代谢酶的作用下，形成衍生物和代谢产物。生物转化包括氧化、还原、水解和结合反应四类。大部分毒物经过生物转化毒性降低、水溶性增强，利于从体内排出。少数毒物经过生物转化后毒性反而增高。

8.1.3.3 排出

肾脏是排出毒物及其代谢产物最有效的器官，也是重要途径。气态毒物可以通过呼吸道直接排出。毒物在排出体外的过程中可以对排泄器官产生毒作用。

8.1.4 影响毒作用因素

影响进入机体毒物的毒作用因素包括理化性质、机体状态、接触剂量和联合作用。

8.1.4.1 理化性质

毒物的理化性质和化学结构决定其毒性。根据化学物的结构可以推测其毒性大小。毒物的理化性质对于其进入体内的途径和过程也有重要的影响。挥发性、分散度高的毒物较易吸收、发挥毒性。

8.1.4.2 机体状态

生物体的年龄、性别、体质和遗传易感性等多种因素均可能影响毒作用的大小。在相同的毒物暴露环境下，有些个体发病、有些个体不发病，有些人症状轻、有些人症状重，就是这个道理。

8.1.4.3 接触剂量

接触剂量与剂量、浓度和接触时间等有关，简单地说就是接触毒物的量对毒作用的影响。一般来说接触的剂量越多产生的毒作用就越严重，只有接触毒物的剂量达到一定的水平才可能引发中毒。需要强调的是接触毒物不等于中毒，体内检出毒物负荷，但没

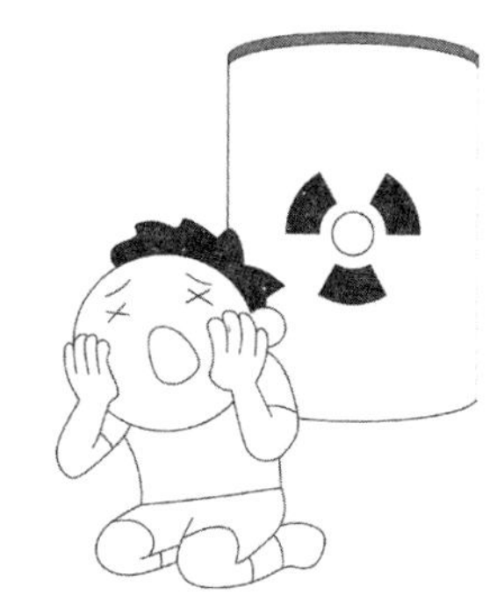

有效应指标的改变和临床症状也不能认为是中毒。

8.1.4.4 联合作用

毒物和毒物之间、毒物和其他环境因素共同作用于机体可能产生独立、相加、协同和拮抗作用。例如，高温环境可以增加毒物的挥发，机体呼吸循环加快，均可以促进毒物的吸收。

8.1.5 毒作用

由于受生产性毒物的毒性、接触时间和浓度、个体差异等因素的影响，化学中毒分为急性中毒、亚急性中毒和慢性中毒，并对机体各系统造成不同程度的影响。

8.1.5.1 神经系统

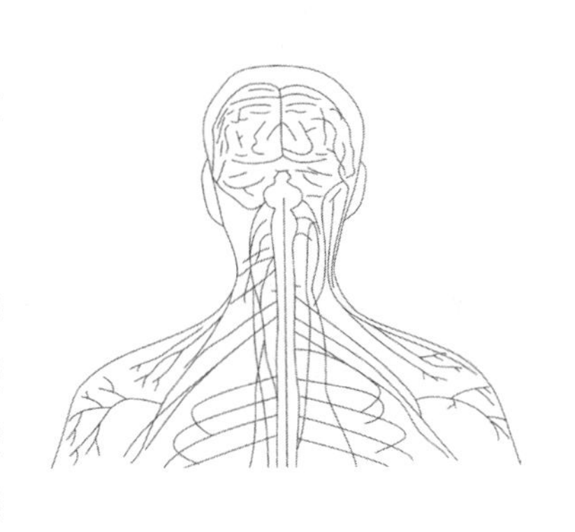

许多毒物可损害神经系统，尤其是中枢神经系统对毒物更为敏感。许多化学毒物如重金属、类金属、窒息性气体、有机磷农药等在中毒早期均可引起类神经症表现。某些神经毒物尚可以引起严重的中毒性脑病和脑水肿。正己烷、溴丙烷等有机溶剂和某些重金属还可以引起周围神经系统的损害。

8.1.5.2 呼吸系统

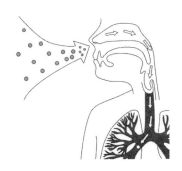

呼吸系统是毒物进入机体的主要途径，最容易受到气态化学毒物的损害。各种刺激性化学物可引起呼吸道刺激，严重的会发生化学性肺水肿。某些毒物还可以引发哮喘和呼吸系统肿瘤。

8.1.5.3 血液系统

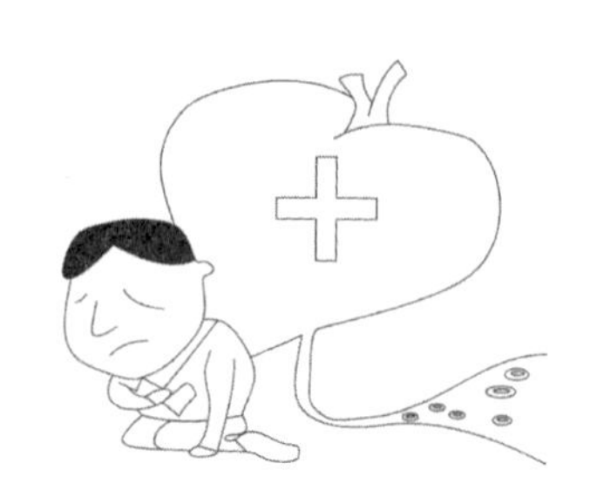

毒物经过各种途径进入血液被吸收。许多毒物可造成造血功能抑制、血细胞损害、血红蛋白变性、出血凝血功能障碍等。例如，铅可以干扰卟啉代谢，影响血红素的合成；苯可以抑制骨髓造血功能；抗凝血杀鼠剂抑制凝血因子Ⅱ、Ⅶ、Ⅸ、Ⅹ的合成并引发出血。

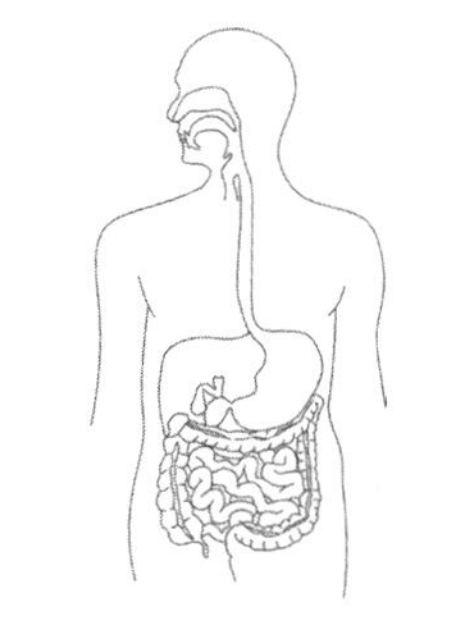

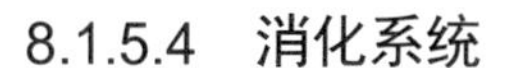

8.1.5.4 消化系统

经口摄入的毒物大多可以直接作用于消化道，如接触汞、酸雾引起口腔炎，口服有机磷杀虫剂引起急性胃肠炎等。

8.1.5.5 泌尿系统

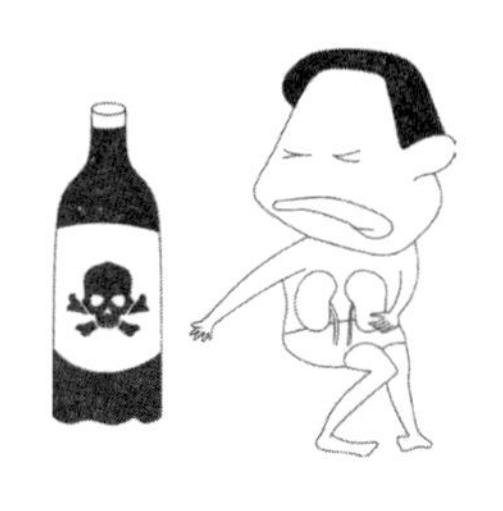

肾脏是毒物最主要的排泄器官，也是许多化学毒物的贮存库。泌尿系统尤其肾脏是许多毒物的靶器官，主要表现为急性中毒性肾病、慢性中毒性肾病、泌尿系统肿瘤以及其他中毒性泌尿系统疾病。

8.1.5.6 循环系统

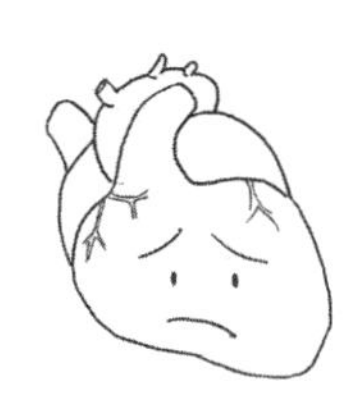

毒物也可以引起心血管系统损害，临床可见急、慢性心肌损害，心律失常，房室传导阻滞，肺源性心脏病，心肌病和血压异常等。

8.1.5.7 生殖系统

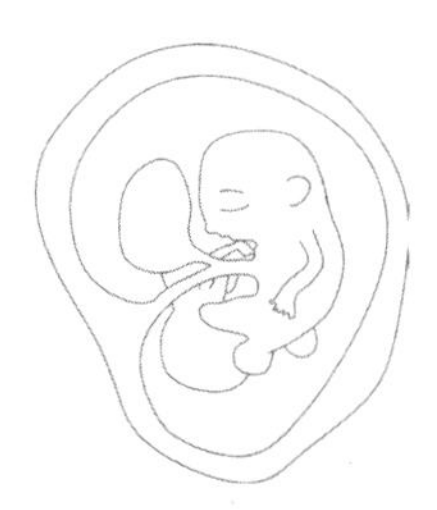

毒物对生殖系统的毒性作用包括对接触者本人的生殖及其对子代发育的不良影响。例如，孕期接触高浓度的铅、汞、二硫化碳、苯系物

的女工，自然流产率和子代先天性出生缺陷发生率明显增高。

8.1.5.8 皮肤

化学毒物会对皮肤造成多种损害。例如，酸、碱、有机溶剂造成的接触性皮炎，沥青、石油等导致的皮肤黑变病等。

8.1.6 常见化学毒物

8.1.6.1 铅

铅是人类最早使用的金属之一，目前仍应用广泛，我国的精炼铅约 2/3 用于蓄电池的生产。铅是一种传统的毒物，早在公元前 3 世纪，希腊医生尼卡麦尔就描述过吸入铅黄和铅白中毒的症状，我国古人也在服食丹药和矿物药的过程中发现了铅的毒性。目前铅中毒仍在危害人类健康，职业性铅中毒仍是我国职业性慢性中毒的主要类型之一。

8.1.6.1.1 接触途径

接触铅的来源主要包括涉铅作业、环境铅污染和日常生活中的含铅用品。职业性铅中毒多由呼吸道吸收所致；个人不良生活习惯可导致铅从消化道进入机体；生活中毒多由消化道摄入引起；环境中的铅则可通过空气经呼吸道或者通过食物和水经消化道进入机体。

8.1.6.1.2 健康影响

铅中毒分为急性铅中毒和慢性铅中毒。职业性铅中毒多为亚急性或慢性中毒，生活接触根据摄入量和接触时间的长短可表现为急性或慢性中毒，环境接触多引起慢性铅中毒，慢性铅中毒患者在内环境发生变化时可出现急性或亚急性中毒的临床表现。

急性铅中毒多因消化道吸收引起，表现为失眠、头痛、头晕，直至躁动、抽搐、昏迷等神经系统症状。慢性铅中毒多见于长期低剂量接触造成体内铅蓄积者，因体内铅负荷的不同，可有不同的临床表现。

铅主要积蓄在造血系统、神经系统、消化系统和肾脏等部位，通常呈慢性和隐匿性。慢性铅中毒患者可发生贫血，呈低色素正细胞型贫血，也有呈小细胞型贫血者，可见网织红细胞和点彩红细胞增多。神经系统主要表现为多发性神经病、神经衰弱和中毒性脑病，重度铅中毒患者可发生铅中毒性脑病。消化系统轻者表现为一般消化道症状，包括口内常有金属味，食欲不振，出现恶心、腹胀、腹隐痛和便秘等症状，如重者可出现腹绞痛。

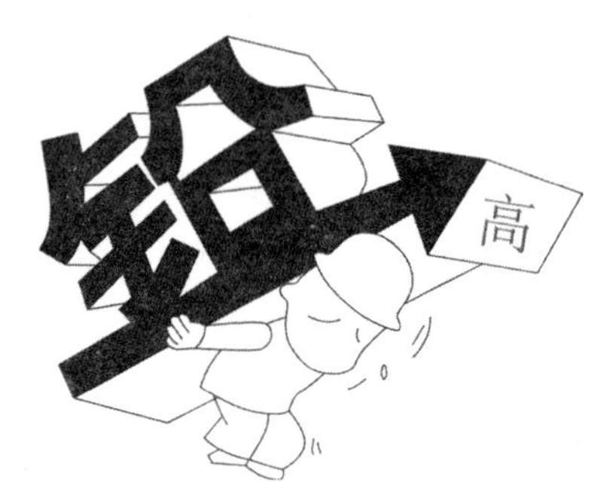

8.1.6.2 汞

汞是常温下唯一一种液态金属，由于其特殊的理化性质，人类早在公元前就开始应用金属汞。司马迁所著《史记》就记录了使用硫化汞制取金属汞的技术，目前我国是汞的生产和使用大国，其产量居全球首位。

8.1.6.2.1 接触途径

汞的接触途径分为职业性接触和日常生活接触。不同形态的汞进入人体的途径也不同，金属汞主要以蒸气形式通过呼吸道进入机体，而汞的化合物主要通过消化道和皮肤吸收。

8.1.6.2.2 健康影响

急性金属汞中毒主要见于短时间内吸入高浓度汞蒸气引起，可导致化学性支气管炎或肺炎，主要症状包括口腔内有金属味、恶心、呕吐等表现，少数患者可见肝、肾功能异常。慢性金属汞中毒主要临床特征为兴奋症、震颤和口腔牙龈炎。

金属汞一般不经过消化道吸收，故误食少量金属汞（如不慎咬破体温计）不至于中毒。无机汞中毒多见于误服无机汞盐，也可由皮肤接触大量无机汞引起，主要影响消化系统和泌尿系统，表现为腐蚀性胃肠炎和中毒性肾病。烷基汞等有机汞中毒主要影响中枢神经系统。

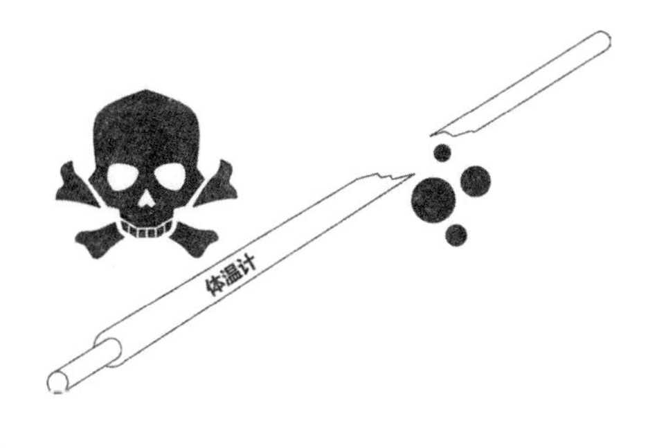

8.1.6.3 氯气

氯气于1774年由瑞典化学家舍勒发现，因化学性质较活泼而具有广泛的用途，我国是氯碱第一生产大国。氯气的生产、使用和运输管理不当均有可能发生泄漏而引起中毒,发生场所可涉及废品收购、化工厂、游泳场馆、造纸厂、自来水厂等。

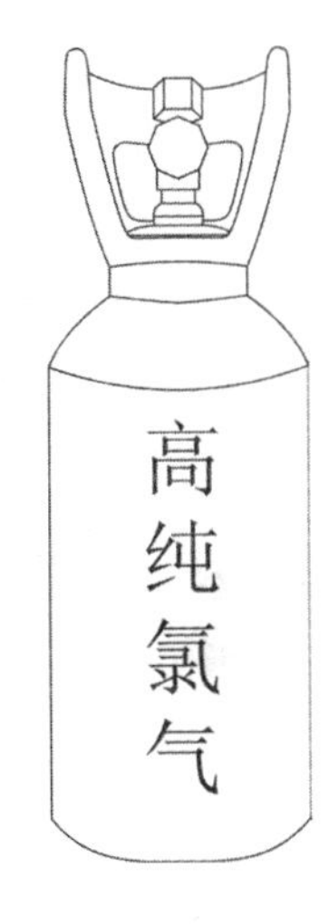

8.1.6.3.1 接触途径

接触氯气的途径主要有工业暴露、氯气泄漏引起的环境污染和生活中接触含氯消毒剂或混合清洁剂。

8.1.6.3.2 健康影响

氯气是一种强烈的呼吸道和皮肤刺激物，暴露反应一般表现为急性中毒，长期接触低浓度氯气也会产生一些慢性影响。

急性中毒常见于突发事故，轻者表现为急性气管 - 支气管炎或支气管周围炎，病情加重可出现支气管肺炎、间质性肺水肿或局限性肺泡性水肿或哮喘样发作，严重者出现弥漫性肺泡性肺水肿或中央性肺水肿、急性呼吸窘迫综合征。

吸入极高浓度氯气还可引起声门痉挛或水肿、支气管或反射性呼吸中枢抑制，而致迅速窒息死亡或心脏骤停致猝死。

8.1.6.4 氨气

人类对氨气的使用可以追溯到中世纪，染工通过发酵尿液改变植物染料的颜色。至今，氨气在商业上仍有广泛用途，是世界上生产量最多的化学品之一。

8.1.6.4.1 接触途径

氨气中毒主要由呼吸道吸收所致，由于氨易溶于水而致暴露者迅速出现眼及上呼吸道刺激症状，刺激症状成为暴露者撤离的警示，多发生于氨气泄漏事故，造成群发性中毒。

8.1.6.4.2 健康影响

氨气是高溶解度刺激性气体，一般引起急性中毒，接触后可立即发病，引起眼和上呼吸道刺激症状，乃至深部呼吸器官损害，并可伴有眼、皮肤灼伤及肝损害等。

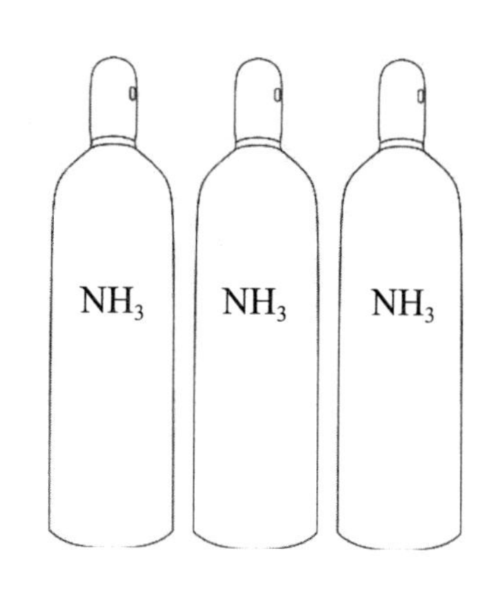

根据接触浓度、接触时间及个人感受性的不同，临床现象轻重不一。轻者以气管、支气管损害为主，临床主要表现为支气管炎或支气管周围炎，随病情发展可出现化学性肺炎或间质性水肿，重度中毒以肺部严重损害为主，表现为严重的化学性肺炎或肺泡性肺水肿，可伴发呼吸窘迫综合征。

8.1.6.5 氟化氢

氟化氢是一种腐蚀性极强的无机酸，通过任何途径暴露都会产生系统性毒性。氟化氢的主要风险在于工业

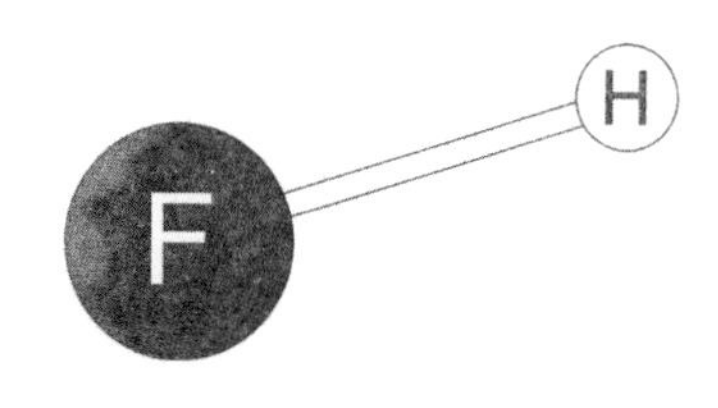

生产、储存、使用和运输时发生的意外和事故，会对周边人群造成影响，主要是由于工作中各种意外和防护不当导致。

8.1.6.5.1 接触途径

通常情况下，人体经呼吸道、皮肤接触氟化氢，也有误服、自杀通过消化道接触的情形。大部分氟化氢暴露为散发性，主要造成氟化氢灼伤，也有氟化氢爆炸导致群发性中毒发生，造成呼吸系统、眼部损伤。

8.1.6.5.2 健康影响

氢氟酸是一种非常独特的腐蚀性化学物质，这是由于氟离子可较深地渗入组织，对神经、血管、筋腱和骨骼造成破坏。

皮肤是氟化氢最常见的暴露途径，常见于手、腕、前臂等暴露部位，初始表现为局部红斑，然后转化为绕以红晕的白色水肿，继而演变为淡青灰色液化性坏死，严重者浸及局部骨骼引起脱钙、无菌性骨质坏死。

由呼吸道吸入较高浓度的氟化物气体或蒸气立即产生眼、呼吸道黏膜的刺激症状，重者可发生化学性肺炎、肺水肿，个别可发生喉痉挛、喉头水肿而引起窒息。

系统性毒性可能会发生于经口、皮肤和呼吸道暴露之后，表现出的症状和体征包括低血钙、高血钾、心律失常、抽搐，甚至死亡。

8.1.6.6 一氧化碳

一氧化碳是典型的窒息性气体。职业性急性一氧化碳中毒发病人数与死亡人数居我国急性职业性化学物中毒发病人数与死亡人数的前列，是我国急性职业中毒的主要危害因素。

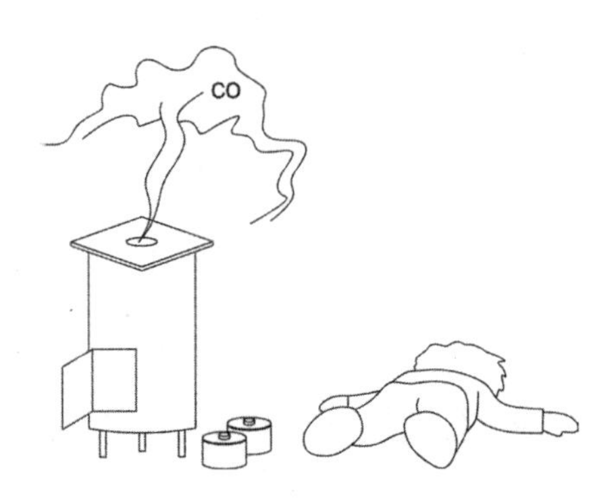

8.1.6.6.1 接触途径

一氧化碳中毒即“煤气中毒”是主要的中毒原因，非故意的、非火灾引起的一氧化碳中毒有增长趋势，吸入一氧化碳也是主要的自杀方式之一。

8.1.6.6.2 健康影响

一氧化碳中毒症状没有特异性。接触较低剂量一氧化碳出现头痛、头昏眼花，或神经精神损伤；暴露于高浓度的一氧化碳将导致昏迷、意识丧失，甚至死亡。因此，患者若接触亚临床反应浓度的一氧化碳，通常是有急性事故发生或偶然间发现一氧化碳泄漏，才会意识到是一氧化碳中毒。

8.1.6.7 氰化物

氰化氢由德国化学家弗里茨·哈伯所发现的，是毒性最大和作用最快的常见毒物，是现代最早广泛使用的熏蒸剂之一，主要用于船舱、粮仓烟熏灭鼠。在第二次世界大战期间，纳粹德国曾把氰化氢用于毒气室杀人。

8.1.6.7.1 接触途径

氰化氢主要应用于电镀业（镀铜、镀金、镀银）、采矿业（提取金银）、船舱、仓库的烟熏灭鼠，制造各种树脂单体如丙烯酸树脂、甲基丙烯酸树脂等行业。

氰化物也广泛存在于自然界中，有些植物如苦杏仁、白果、果仁、木薯等含有相当量的含氰糖甙，它水解后释放出游离的氰化氢。

人类的活动也导致氰化物的形成，如汽车尾气和香烟烟雾中都含有氰化氢，燃烧某些尼龙、塑料和羊毛也会产生氰化氢。

8.1.6.7.2 健康影响

氰化物中毒多属急性，其中毒后的潜伏期与接触氰化物的浓度及暴露时间有直接关系。吸入高浓度氰化物（＞300 毫克／米³）或吞服致死剂量的氰化钠（钾）者可于接触后数秒至 5 分钟内猝死；低浓度氰化氢（＜40 毫克／米³）暴露患者可在接触后几小时出现轻微症状。非骤死型中毒潜伏期短的为 5～30 分钟，长的为 2～8 小时。

高浓度或大剂量摄入，可引起呼吸和心脏骤停，发生“电击样”死亡。而非骤死者临床上可经过前驱期、呼吸困难期、惊厥期和麻痹期，中毒患者皮肤黏膜呈鲜红色。

8.1.6.8 硫化氢

国内硫化氢中毒事故屡有发生，已成为导致急性职业中毒的主要毒物之一，发病率和死亡率一直居高不下。

8.1.6.8.1 接触途径

硫化氢一般是某些化学反应和蛋白质自然分解过程的产物，常以副产物或伴生产物的形式存在。接触硫化氢的职业非常广泛，包括天然气开采、石油加工、造纸、煤矿采选、化肥制造、有机化工原料制造、皮革或毛皮加工、污水处理、食品制造、渔业、城建环卫等。

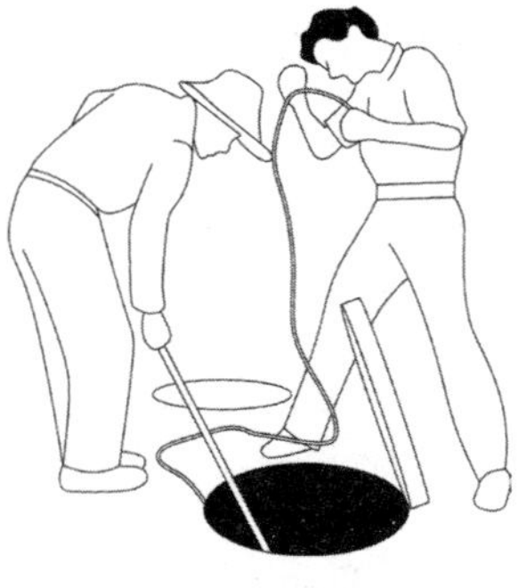

发生急性硫化氢中毒的主要作业有井下作业，清洗纸浆池、腌菜池，油罐、反应釜内检修，下水道疏通，污水处理，化粪池作业，进入渔仓等。

8.1.6.8.2 健康影响

根据接触浓度高低和时间长短的不同，硫化氢可引起刺激反应、急性中毒和慢性损害。其中急性中毒时多在事故现场发生昏迷，重度中毒者意识障碍可达深昏迷或呈植物状态，常并发肺泡性肺水肿、休克等多脏器衰竭，最后可因呼吸麻痹而死亡。

接触极高浓度硫化氢，可在数秒内突然倒地，瞬时呼吸停止，即“电击样”死亡。

至今未见慢性中毒病例报道。

8.1.6.9 苯、甲苯和二甲苯

苯具有易挥发的特点，常温下是液态。甲苯、二甲苯属于苯同系物，工业上常把苯、甲苯、二甲苯统称为“三苯”，其中以苯的毒性最大。

8.1.6.9.1 接触途径

苯是一种常用有机化合物，是工业上许多化学产品合成制造必备原料。常见俗称“开油水”“天那水”等，这些产品的挥发性组分常含有不同比例的苯。目前装饰材料中多以甲苯、二甲苯代替纯苯，用作各种胶、油漆、涂料和防水材料的溶剂或稀释剂。

8.1.6.9.2 健康影响

短期内吸入大量苯或甲苯、二甲苯蒸气可引起急性中毒，主要对中枢神经系统起麻醉作用，重度中毒可出现重度意识障碍、呼吸循环衰竭和猝死。

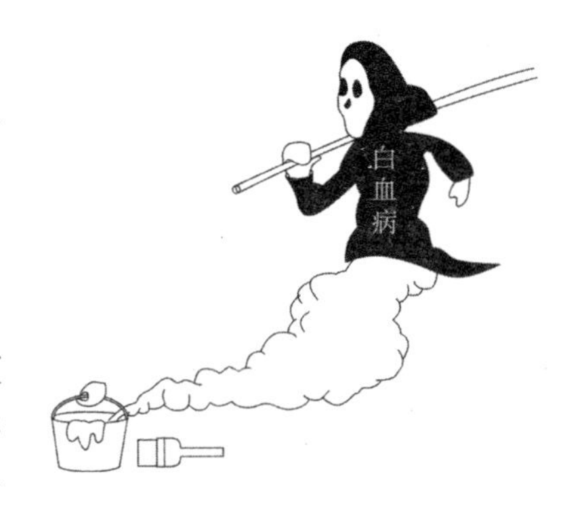

长时间苯的职业接触可导致慢性中毒，轻者表现为神经衰弱综合征，连续血常规检查中白细胞计数大多低于 4×10^9 个/升或中性粒细胞低于 2×10^9 个/升，严重者可引起骨髓增生异常综合征、再生障碍性贫血和白血病。

甲苯或二甲苯一般不引起慢性中毒。

8.1.6.10 甲醇

甲醇是重要的化工原料和有机溶剂，由于其具有良好的气化燃烧性能，被国内外开发用作内燃机汽车燃料，具有广阔的应用前景。随者甲醇燃料车的推广应用，甲醇的职业接触和生活接触不可避免地扩大，其安全健康问题也引起了关注。

8.1.6.10.1 接触途径

职业接触主要见于甲醇制造、运输和以甲醇为原料的工业、医药行业和化妆品行业。甲醇生活接触主要是误服含有甲醇的假酒或吸入甲醇蒸气。

8.1.6.10.2 健康影响

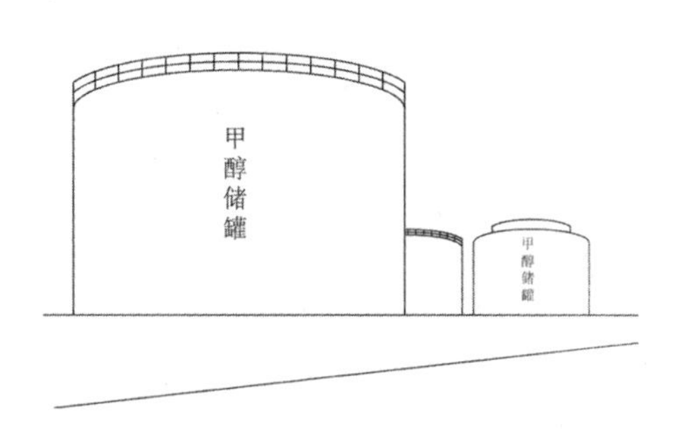

甲醇中毒临床上以中枢神经系统损害、眼部损害和代谢性酸中毒的表现为主。轻度中毒主要表现为头痛、乏力、嗜睡、轻度意识障碍以及视物模糊、眼球疼痛、幻视等，有轻度代酸中毒临床表现；重度中毒出现昏迷和癫痫样抽搐，视力急剧下降甚至失明，有严重代酸中毒临床表现。

8.1.6.11 正己烷

正己烷在工业上主要作为溶剂。1957 年意大利最先报道了“制鞋匠的中毒性周围神经病”的病例，其后的分析怀疑与接触正己烷有关。截至 20 世纪 70 年代，正己烷中毒主要集中在发达国家（如意大利、日本），随后转移至发展中国家、地区（如香港），香港地区常称此病为“软脚病”。截至 90 年代后期，我国相继报道了大量病例，这是此毒物产生的严重中毒问题。

8.1.6.11.1　**接触途径**

正己烷由于其价格低廉，性能良好，在印刷、电子器件清洗、黏胶、制鞋、家具、运动器材及干洗等行业中广泛使用，其中俗称为“白电油”的挥发性组分以正己烷为主。凡从事与上述有关的职业的人群，均有接触机会。

8.1.6.11.2　**健康影响**

正己烷属低毒类，但因其高挥发性和高脂溶性，且有蓄积作用和对神经系统的毒性，也应考虑为高危害性毒物。正己烷急性中毒少有报道。

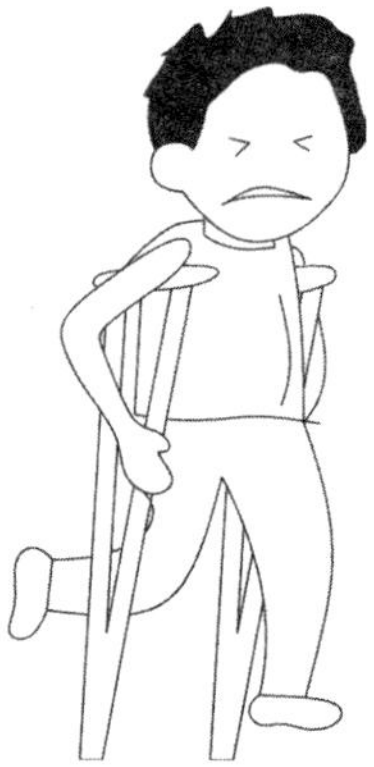

毒作用为对中枢神经系统的轻度抑制作用，长期接触可致多发性周围神经病变。周围神经病变起病隐匿，一般于接触正己烷数月后发病，有报道称最短1个多月。主要表现为四肢远端皮肤发麻、刺痛、蚁行感、四肢乏力、步行困难、上楼费力，呈进行性加重；均有四肢远端程度及范围不等的痛、触觉减退，多在膝关节以下，呈手套、袜套样分布；腱反射减退或消失，肌力下降，部分有肌萎缩，以四肢远端更为明显，如骨间肌及大小鱼际肌等。神经－肌电图检查均呈不同程度的神经源性损害。

8.1.6.12　**三氯乙烯**

三氯乙烯作为重要的化工产品，主要用于金属清洗剂行业，其次是用作化工原料。1915年开始有三氯乙烯中毒病例的报道，主要是肝脏损害，也有中枢神经和末梢神经、心脏等损害。1948年开始发现三氯乙烯可致重症多形红斑等严重皮肤损害，但十分罕见。自1988年以来，我国先后在三氯乙烯接触工人中发现以严重的全身性皮肤损害为表现的病例，已成为职业病危害中此毒物中毒的新表现典型。

8.1.6.12.1　接触途径

三氯乙烯常用作金属去脂剂、干洗剂、溶剂或萃取剂等，广泛应用于五金、电镀、电子、玩具、印刷等行业。其中俗称为“清洗剂”“洗板水”“去污水”的挥发性组分均含有不同比例的三氯乙烯。生活中的纺织物干洗剂、斑点去污剂、地毯除垢剂、修正液、除漆溶剂、黏着剂、杀菌剂等都可能含有三氯乙烯。主要接触途径是吸入三氯乙烯蒸气和皮肤接触液态三氯乙烯。

8.1.6.12.2　健康影响

三氯乙烯为脂溶性毒物，属蓄积性麻醉剂，对中枢神经系统有强烈的抑制作用，对肝、肾及心脏也有毒性作用。我国报道的病例多为严重的全身性皮肤损害，伴有发热、浅表淋巴结肿大、黏膜红肿糜烂以及肝功能损伤，属于药疹样皮炎损害。病情严重者可因并发肝、肾功能衰竭而死亡。

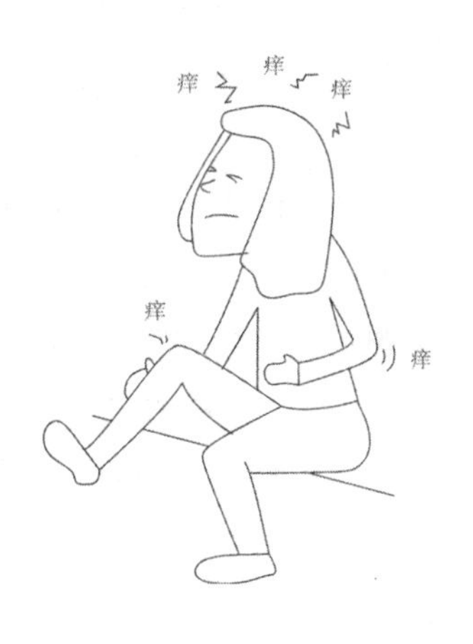

三氯乙烯所致的药疹样皮炎属于变应性皮炎，其特点为有明确三氯乙烯接触史，但与接触剂量无关；接触一定时间后发病，平均为30天左右；病后再接触可再发病。

8.1.6.13　二氯乙烷

二氯乙烷有1,2-二氯乙烷和1,1-二氯乙烷两种异构体，中毒均为前者引起。20世纪90年代以来，我国在玩具、塑料、制鞋等行业发生的1,2-二氯乙烷中毒事故屡见报道，为老毒物中毒的新表现，其死亡率和致残率较高。

8.1.6.13.1 接触途径

二氯乙烷是一种工业上广泛使用的有机溶剂，主要用作化学合成的原料、工业溶剂、脱脂剂、金属清洗剂和黏合剂等。其中俗称为“ABS 溶剂 514”和“3435 胶”等胶黏剂的挥发性组分主要为 1,2-二氯乙烷。

8.1.6.13.2 健康影响

1,2- 二氯乙烷属高毒物质，毒作用的主要靶器官是中枢神经系统及肝、肾。

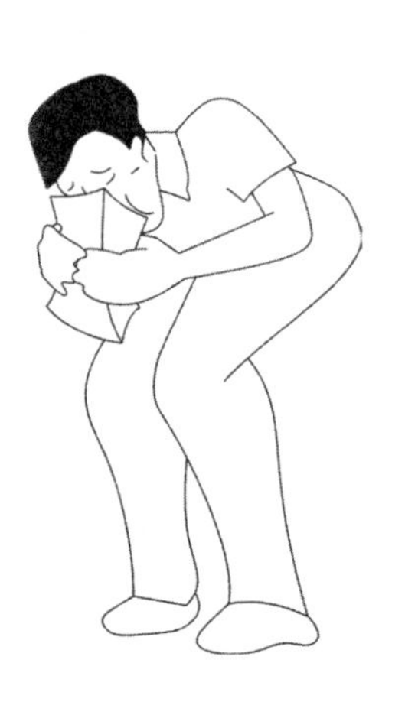

职业性 1,2- 二氯乙烷中毒主要为中枢神经系统损害，多属亚急性中毒，见于较长时间吸入较高浓度中毒的患者。中毒特点为起病隐匿，临床表现主要为中毒性脑病，突出表现为脑水肿，可持续两周左右，且可反复或突然加重或恶化；重度中毒患者，病程中可出现小脑性共济失调、肌阵挛或癫痫样大发作；临床死亡多因脑水肿并发脑疝。

8.1.6.14 二甲基甲酰胺

二甲基甲酰胺在工业上用途较广，在制造聚氯乙烯、聚丙烯腈等合成纤维过程中用作溶剂，也用于有机合成、染料、制药、石油提炼、树脂、皮革、实验室等方面。

8.1.6.14.1 接触途径

二甲基甲酰胺接触多见于制衣和皮革业。二甲基甲酰胺是一种良溶剂，常用于人造革材料的表面处理，在合成革的生产中用作溶剂溶解各种原料。

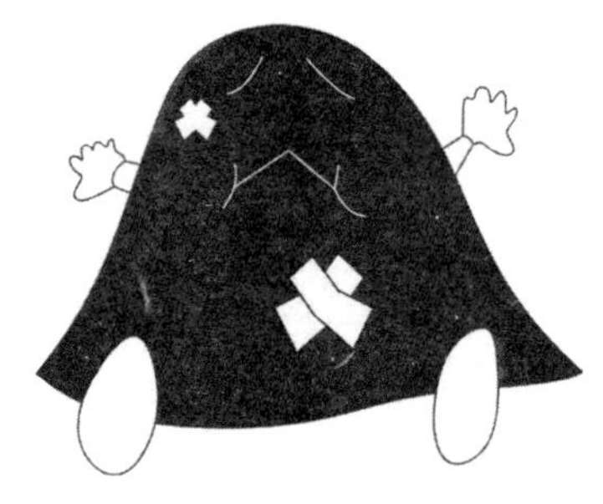

8.1.6.14.2 健康影响

二甲基甲酰胺属于低毒类，可经呼吸道、皮肤和胃肠道吸收。属肝毒物，对皮肤、黏膜有刺激性，能引起中枢神经、肝、肾、胃损害。

急性中毒主要有严重刺激症状、全身痉挛、疼痛性便秘和恶心、呕吐等症状，此外尚可引起肝脏损害。

皮肤吸收中毒除中毒症状外，还有接触部位的麻木和疼痛，伴有皮肤损害。

慢性作用除有皮肤、黏膜刺激，尚有胸闷、头痛、全身不适、食欲减退、胃痛、便秘、肝大和肝功能变化，尿胆素原和尿胆素也可增加。

8.1.6.15 有机磷杀虫剂

在世界范围内，有机磷杀虫剂仍是外源性化学物造成人类中毒死亡的首要原因。有机磷杀虫剂中毒发生率和死亡率与有机磷使用量有直接关系。我国于 2007 年全面禁止了甲胺磷、对硫磷、甲基对硫磷、久效磷和磷胺的生产、经销和使用。

8.1.6.15.1 接触途径

在工业生产环境中，由于泄漏造成空气中有机磷杀虫剂浓度超标，或无防护条件下作业皮肤沾染有机磷杀虫剂等可造成职业接触。在农业生产过程中，如未遵守安全操作规程、未进行个体防护和炎热天气下长时间工作等原因，盛装农药的器具泄漏等也可引起职业性有机磷杀虫剂中毒。

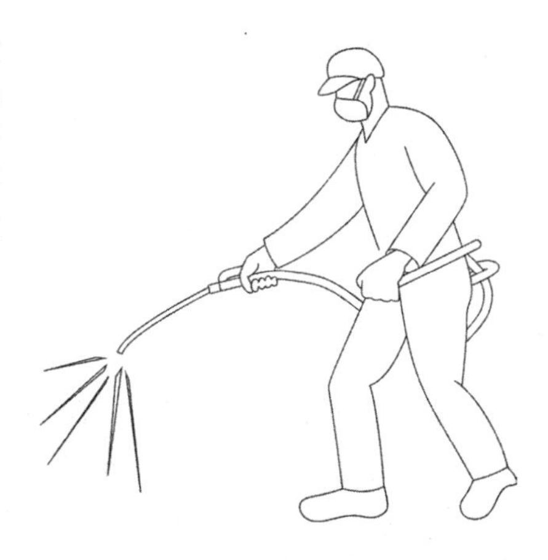

一般来说以皮肤和呼吸道吸收为主的职业性接触，进入机体的毒物量较少，症状相对较轻。日常生活接触相对职业接触更为常见，多由于自杀、误服或投毒造成。

8.1.6.15.2 健康影响

口服有机磷杀虫剂后多在 10 ～ 30 分钟内发病，喷洒中毒者多在 2 ～ 6 小时内发病，部分低毒有机磷杀虫剂潜伏期较长。轻度中毒可见头痛、头晕、恶心、呕吐、多汗、胸闷、视力模糊、无力等症状，中度中毒还有肌束震颤、轻度呼吸困难、意识清楚或模糊等，重度中毒可出现肺水肿、昏迷、呼吸麻痹或脑水肿。

8.1.6.16 致痉挛性杀鼠剂

致痉挛性杀鼠剂主要包括有机氟杀鼠剂（氟乙酰胺、氟乙酸钠、甘氟）、毒鼠强、杀鼠硅（毒鼠硅）等。急性致痉挛性杀鼠剂中毒是短期内接触致痉挛性杀鼠剂后引起的以中枢神经系统损害为主的全身性疾病。

8.1.6.16.1 接触途径

杀鼠剂中毒多见于误服和投毒，或接触此类杀鼠剂污染的物品发生二次中毒。

8.1.6.16.2 健康影响

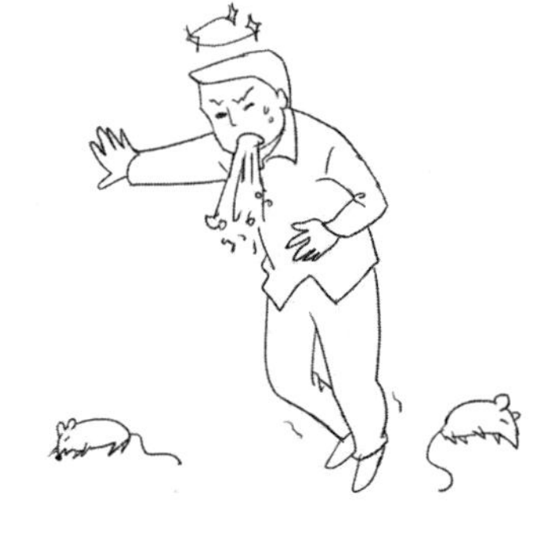

致痉挛性杀鼠剂中毒者发病迅速，毒物种类和剂量不同，其潜伏期也有所不同。如口服毒鼠强的潜伏期为数分钟至 30 分钟；氟乙酰胺为 10 ～ 15 小时，严重者可在 0.5 ～ 1 小时内发病，大多数患者发病出现于口服后 6 小时内。

中毒涉及消化道、中枢神经系统和循环系统症状。轻者出现头痛、头晕、乏力、恶心、呕吐等，病情发展可见烦躁不安、肌肉颤动或肢体间歇性抽搐、消化道及呼吸道分泌物增多、呼吸困难等，严重者尚可出现昏迷、谵妄、阵发性或强直性痉挛、心律失常、大小便失禁等。

当出现脑水肿、抽搐等以神经系统为主的中毒表现时，这是病情恶化的重要征象，也是中毒死亡的重要原因。

8.1.6.17 抗凝血类杀鼠剂

目前，抗凝血类杀鼠剂是我国使用最广泛的杀鼠剂品种，常见的抗凝血杀鼠剂包括敌鼠、敌鼠钠、氯敌鼠、大隆、溴敌隆等。急性抗凝血类杀鼠剂中毒是指短期内接触抗凝血类杀鼠剂后引起的以凝血功能障碍为主的全身性疾病。

8.1.6.17.1 接触途径

职业性抗凝血类杀鼠剂中毒较少见，主要见于抗凝血类杀鼠剂的生产、加工与毒饵配制、施用等环节。

生活中误服、投毒和自杀口服是最为常见的接触方式。

8.1.6.17.2 健康影响

中毒早期可有恶心、呕吐、腹痛、头晕乏力等症状，一般 1 ～ 3 天后出现不同部位、不同程度出血。轻者往往在损伤处、溃疡面或刷牙时出现渗血，随着病情进展可见自发性出血，例如，皮下出血、受压部位发生大小不等的淤斑和血肿，常见鼻出血、牙龈出血、咯血、呕血、血尿、黑便和阴道出血，严重者可见内脏大出血所致的休克或颅内出血所致的颅内压升高等临床表现。

8.2 粉尘

粉尘是能够较长时间漂浮于生产环境中的颗粒物，是污染作业环境、损害劳动者健康的重要有害因素。

8.2.1 来源和分类

生产中的多种行业和岗位均可以产生生产性粉尘，如矿山开采、冶金和机械制造、皮毛和纺织工业等。根据生产性粉尘的性质可分为无机粉尘、有机粉尘和混合粉尘。

8.2.2 理化特性

影响粉尘对健康损伤的理化特性包括：

◇化学成分、浓度和接触时间直接决定其对人体的危害性质和严重程度；

◇分散度越高，其在空气中飘浮时间越长，沉降速度越慢，被人体吸入的机会也就越多；

◇粒径较大、外形不规则及坚硬的尘粒可能引起呼吸道黏膜机械损伤；

◇某些有毒粉尘，溶解度越大，可在上呼吸道吸收，发生的毒作用越强；

◇荷电粒子比较容易在呼吸道阻留；

◇可氧化的粉尘，与空气在一定条件下混合遇到明火可发生爆炸。

8.2.3 体内转归

8.2.3.1 呼吸道的沉积

粉尘粒子进入呼吸道后，主要通过撞击、截留、重力沉降、静电沉积、布朗运动而发生沉降。

8.2.3.2 防御和清除

人体主要通过呼吸道的阻留作用、呼吸道上皮黏膜纤毛系统的排出作用和巨噬细胞的吞噬作用清除粉尘。

8.2.4 毒作用

8.2.4.1 呼吸系统影响

粉尘对机体影响最大的系统是呼吸系统，可引起尘肺、粉尘沉着症、呼吸道炎症和呼吸系统肿瘤等疾病。

8.2.4.2 局部作用

粉尘作用于呼吸道黏膜，产生局部刺激作用。长期接触粉尘的皮肤可导致皮炎。

8.2.4.3 中毒作用

接触吸附或含有有毒成分的粉尘，进入人体吸收后可导致中毒。

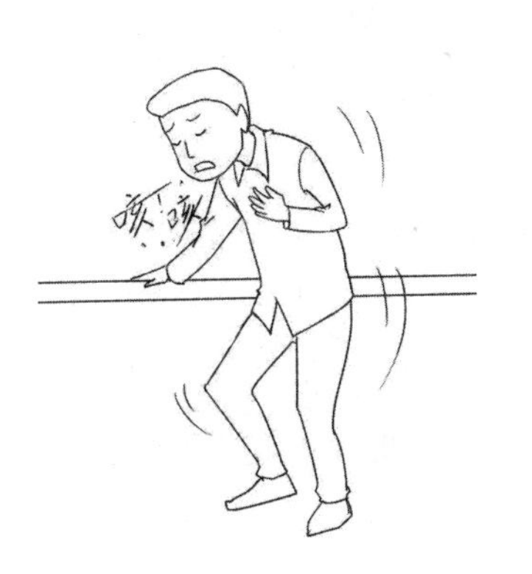

8.2.4.4 肿瘤

某些粉尘本身或含有人类确定的致癌物，吸入这些粉尘可导致呼吸系统和其他系统肿瘤的出现。

8.2.5 常见的粉尘

8.2.5.1 矽尘

行业来源：煤炭采选业、黑色金属矿采选业、有色金属矿采选业、建材制造业、玻璃及玻璃制品业、陶瓷制品业、耐火材料制品业、磨具磨料制造业、金属冶炼业、基础建设业等。

理化性质：透明无味的晶体或无定形粉末。不溶于水、酸，溶于氢氟酸。游离 $SiO_2 \geqslant 10\%$ 的石棉纤维尘除外的各种粉尘均归属于矽尘。

进入途径：经呼吸道吸入。

健康影响：对机体的主要危害是引起矽肺，引起肺部广泛的结节性纤维化。

8.2.5.2 电焊烟尘

行业来源：体育用品制造业、机械工业、交通运输设备制造业、机件加工等。

理化性质：电焊烟尘是在电焊过程中焊条与焊件接触时，在高温燃烧情况下产生的一种烟尘，这种烟尘中含有二氧化锰、氮氧化物、一氧化碳、臭氧等。

进入途径：经呼吸道吸入。

健康影响：可引起头晕、头疼、咳嗽、胸闷气短等，长期吸入会造成肺组织纤维性病变，即电焊工尘肺，且常伴随锰中毒、氟中毒和金属烟热等并发症。

8.2.5.3 石墨粉尘

行业来源：建筑材料及其他非金属矿采选业、耐火材料制品业、石墨及碳素制品业等。

理化性质：游离 SiO_2 ＜ 10%。

进入途径：经呼吸道吸入。

健康影响：石墨粉尘可致良性肺尘症（石墨肺）。症状表现为咳嗽、胸闷、气急、呼吸困难，痰黑，支气管炎以及肺尘症和呼吸系统退行性疾病。

8.2.5.4 石棉粉尘

行业来源：建筑材料及其他非金属矿采选业、水泥制品业和石棉水泥制品业、建材制造业、石棉制品业、交通运输设备制造业等。

理化性质：白、灰、绿或褐色的纤维状，不溶于水。

进入途径：经呼吸道吸入。

健康影响：长期接触石棉者可引起石棉肺，病人出现咳嗽、胸痛、呼吸困难等，重者发生呼吸和循环衰竭。石棉对人体的主要危害是其致癌作用，可致肺癌、间皮瘤。

8.2.5.5 砂轮磨尘

行业来源：利用研磨砂轮打磨金属铸件过程产生。

理化性质：主要为磨床砂轮进行打磨钢材产生的金属粉尘，游离 $SiO_2 < 10\%$。

进入途径：经呼吸道吸入，可刺激眼睛、皮肤、呼吸道。

健康影响：可刺激眼睛、皮肤、呼吸道，使皮肤干燥，眼睛不适，吸入可有咳嗽等呼吸系统症状。长期反复吸入可引起尘肺等。

8.2.5.6 二氧化钛粉尘

行业来源：工业上主要用于铸造特种钢、钛陶瓷及玻璃纤维，广泛应用于航空工业，也可以用作焊条外皮应用于焊料工业。

理化性质：白色粉末。不溶于水、稀碱、稀酸，溶于热浓硫酸、盐酸、硝酸。

进入途径：经呼吸道吸入。

健康影响：对眼睛、皮肤、黏膜和上呼吸道有刺激作用。长时间接触对眼睛有害并引起头痛、恶心和眩晕，反复吸入可引起尘肺等。

8.2.5.7 其他粉尘

行业来源：各行业生产过程产生的一般性粉尘。

理化性质：游离 $SiO_2 < 10\%$，不含石棉和有毒物质。

进入途径：经呼吸道吸入。

健康影响：可刺激眼睛、皮肤、呼吸道，使皮肤干燥，眼睛不适，吸入可有咳嗽等呼吸系统症状，引起鼻炎、咽喉炎、支气管炎、支气管哮喘和肺炎等。长期反复吸入可引起尘肺。

8.3 物理因素

在生产和工作环境中，与劳动者健康密切相关的物理因素包括噪声、高温、电磁辐射等。

8.3.1 物理因素特点

物理因素的职业危害具有以下几个特点：

◇除激光以外，其他物理因素均在自然界存在，除了研究其不良影响，还需研究其在适宜范围内的有利作用；

◇每一种物理因素具有特定的物理参数，这些参数决定了其对人体是否造成危害以及危害程度的大小；

◇作业场所的物理因素一般存在明确的来源；

◇作业场所空间中物理因素的强度一般是不均匀的，多以发生装置为中心，向四周传播；

◇有些物理因素，如噪声、微波可有连续波和脉冲波两种传播形式；

◇在许多情况下，物理因素对人体的损害效应与物理参数之间不呈现直线的相关关系，表现为在一定范围内对人体无害，高于或低于这一范围对人体可有不良影响；

◇除放射物质以外，大部分物理因素在脱离接触后体内便不再残留。

8.3.2 常见的物理因素

8.3.2.1 噪声

行业来源：大部分行业生产过程都会产生不同程度的噪声，较为突出的行业包括各类矿采选业、纺织业、木材加工业、家具制造业、电力生产、石油加工业、建材加工业等。

特征：稳态、非稳态和脉冲噪声。

健康影响：噪声可造成听力受损乃至噪声性耳聋，同时对人体多个系统，如神经、心血管、内分泌、消化等也可造成危害。

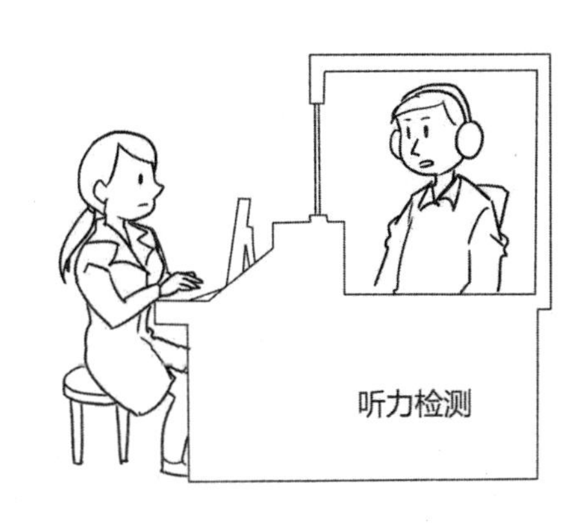

8.3.2.2 紫外辐射

行业来源：金属制品业、医药工业、金属表面处理及热处理业、机械工业、交通运输设备制造业、医疗卫生等。

特征：波长为 100 ～ 400 nm 的电磁辐射。

健康影响：可致电光性皮炎。紫外辐射对人体健康具有潜在的危害，对人体多个系统和器官均可造成影响，其中主要引起皮肤和眼睛的损伤。

8.3.2.3 高温

行业来源：玻璃及玻璃制品业、矿物纤维及其制品业、炼钢业、钢压延加工业、重有色金属冶炼业、机械工业、交通运输设备制造业、电气机械及器材制造业等。

特征：平均 WBGT 指数 ≥ 25℃。

健康影响：高温环境可致中

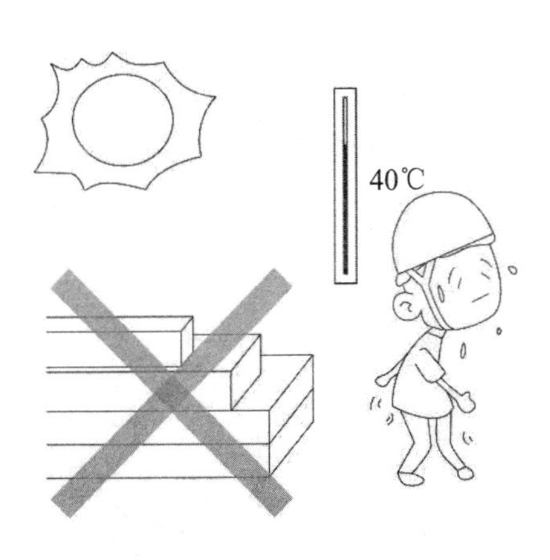

暑，导致职业性白内障。如在热环境下长期工作和生活，可因热的远期慢性作用而使健康受损，在高温、高湿（闷热）环境下劳动，易发生皮疹即热痱子。

8.3.2.4 激光

行业来源：电子及通信设备制造业、仪器仪表及其他计量器具制造业等。

特征：波长为 200nm ～ 1mm 的相干光辐射。

健康影响：激光主要损伤眼睛和皮肤，能引起角膜损伤，并可导致虹膜炎或白内障，可灼伤皮肤。

8.3.2.5 工频电场

行业来源：主要来自变电站、配电站等。

特征：频率为 50Hz 的极低频电场。

健康影响：工频电场可影响人体的循环系统、免疫系统、生殖系统和代谢功能，长期暴露在工频电场环境中的工作人员常出现神经系统症状。

8.3.2.6 微波

行业来源：主要用于通信业、家电业的微波炉、军事和交通的雷达等。

特征：频率为 300MHz ～ 300GHz、波长为 1mm ～ 1m 范围内的电磁波，包括脉冲微波和连续微波。

健康影响：微波对人体的危害主要是引起神经衰弱和植物神经功能紊乱，出现神经衰弱综合征、心血管系统机能紊乱等疾病，严重时会使血压不正常等。

8.3.2.7 高频电磁场

行业来源：工业上主要用于高频感应加热，如表面淬火、热轧工艺、钢管焊接等；高频介质加热，如塑料热合、高频胶合、粮食干燥与种子处理、茶叶及面包烘干、橡胶硫化等。

特征：频率为 100kHz ～ 30MHz，相应波长为 10m ～ 3km 范围的电磁场。

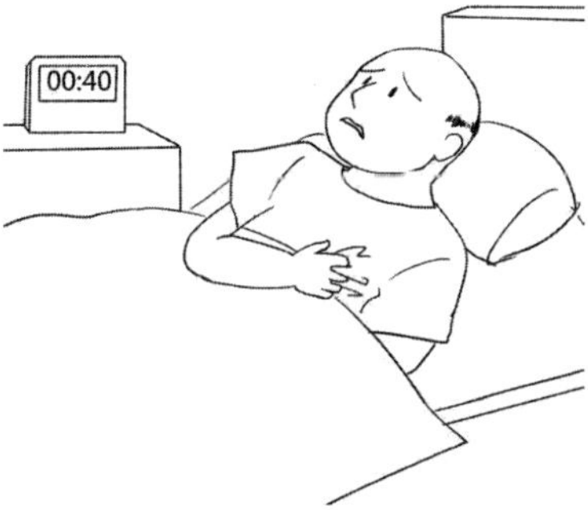

健康影响：高频电磁场对人体的危害主要是非致热作用，表现为轻重不一的类神经症，如胸闷、心悸、睡眠不佳、记忆力减退、脱发等。

8.3.2.8 超高频辐射

行业来源：无线电发射设备的生产和应用行业。

特征：频率为 30 ～ 300MHz 或波长为 1 ～ 10m 的电磁辐射，包括连续波和脉冲波。

健康影响：超高频辐射的致热作用可引起体温升高、白内障及睾丸损伤等危害。非致热作用表现为神经系统功能紊乱等症状。

文字 / 郭翔、张敏红、何家禧、左弘

插图 / 何静雯、柴可葳

9 职业紧张与预防

随着全球经济的发展，现代化工业生产呈现快节奏、高效率、市场竞争日益激烈的状态，造成人们的工作压力越来越大，职业紧张逐渐凸显。职业紧张又称为职业应激，是指在某种职业条件下，客观需求与主观反映之间失衡而出现的（可感受到的）生理变化和心理压力，以及由于不能满足需求而引起相应的（可察觉的）功能性紊乱。

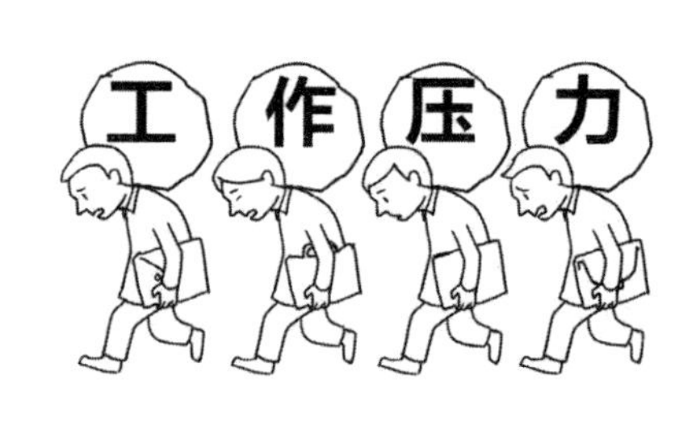

9.1 职业紧张的成因

9.1.1 工作固有因素

◇不良的作业环境；

◇轮班作业；

◇工作负荷；

◇新技术应用。

9.1.2 组织因素

◇角色模糊及角色冲突，当个体对其工作目标、同事对其期望、工作范围和责任不清楚时，就会出现角色模糊；

◇责任感，包括对人的责任和对事的责任。

9.1.3 工作关系

◇同事间的关系；

◇与上级的关系；

◇与顾客或委托人的关系。

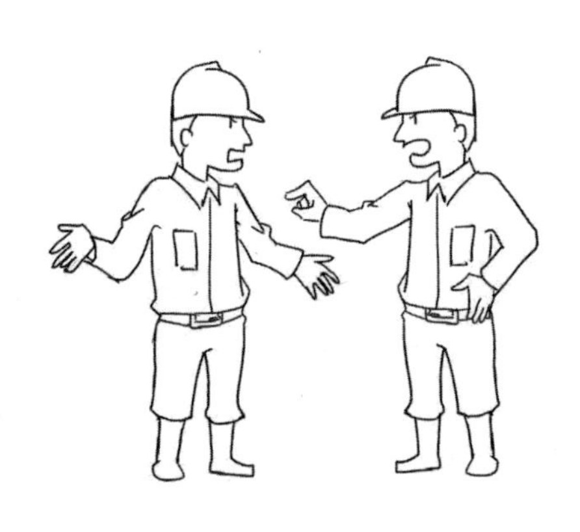

良好的人际关系与良好的社会支持能对职业紧张起到缓冲作用。而不良的人际关系由于常常伴有不信任、低支持、不受同情等负面影响，因而可加速现存的职业紧张因素的作用，从而促进急性紧张反应的发生。

9.1.4 职业经历

◇工作缺乏保障；

◇担心失业；

◇退休；

◇过度赞誉；

◇过快提升；

◇达到事业顶峰的挫折。

9.1.5 组织结构

◇有效协商；

◇员工参与工作决策。

工作安排缺乏有效协商和对工人行为限制过多等已被认为是紧张因素之一。

9.2 职业紧张的表现

9.2.1 心理与精神反应

职业紧张对精神健康的影响更为明显，应激反应和群体性心源性疾病是两类特异性紧张相关疾病；工作压力大、监督控制过严、缺乏自主权和缺乏透明度等职业紧张因素使人觉得疲劳、头痛、无助、无价值、焦虑和抑郁，女性发生抑郁更为普遍。

9.2.2 生理反应

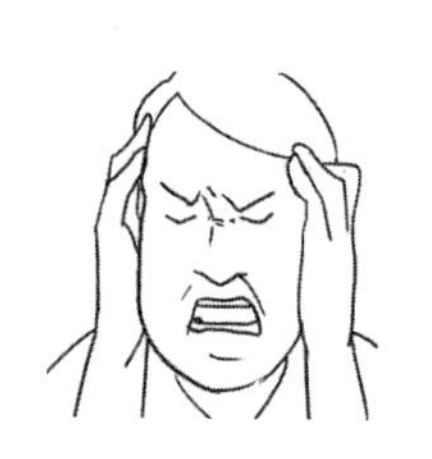

职业紧张是高血压、缺血性心脏病的危险因素，能够导致冠心病、降低机体的免疫功能、促进肌肉骨骼疼痛综合征的发生。在职业女性人群中，职业紧张易导致自然流产和先兆子痫，使月经周期紊乱和缩短。

9.2.3 行为表现

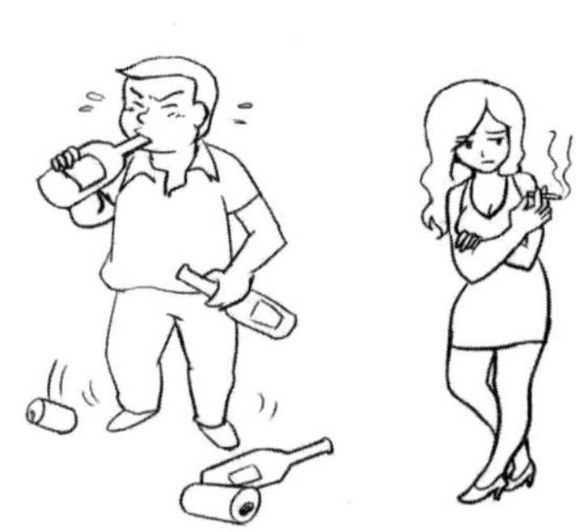

神经精神紧张可表现为行为的改变，如对外界刺激的反应不准确、工作能力下降。职业紧张可以导致从业人员出现神经冲动行为、

加重疲劳蓄积，包括情绪消极、缺乏自信，怠工旷工，频繁就医，药物依赖，不愿参加集体和社会活动等。男性较易通过服用药物、酗酒来缓解紧张，女性常通过吃东西、吸烟来摆脱精神压力。

9.3 职业紧张与相关疾病

9.3.1 精疲力竭症

精疲力竭症是个体不能应对职业紧张的最重要的表现之一。常发生在多年高质量、热情、大量工作后，突然对工作不感兴趣、工作效率下降，出现疲劳、失眠、抑郁、胃肠功能紊乱、烦躁不安、气急、冲动增加等。

9.3.2 心血管疾病

越来越多的证据表明职业紧张是心血管疾病的危险因素，长期紧张使高血压、冠心病、心肌梗死发病率增高。

9.3.3 支气管哮喘

哮喘病发作与情绪变化、心理因素有密切关系，心理越紧张患者发病越明显，症状也越重。支气管哮喘发作的诱因除感染、过敏以外，心理因素也是主导因素之一，容易诱发支气管哮喘。

9.3.4 胃肠道疾病

职业紧张使胃溃疡患病率增高，主要是紧张引起神经内分泌反应，使血清胃蛋白酶原和儿茶酚胺增多，儿茶酚胺刺激胃酸分泌增加。

此外，胃肠道紊乱、溃疡性结肠炎、便秘等都与紧张有关。

9.4 职业紧张的干预

9.4.1 用人单位应对措施

9.4.1.1 发挥所能

对作业者与工作环境间在体力、脑力、社会和经济多方面的适应情况进行调查研究或监测，根据员工的工作能力、经验和性格特点，分配合适的工作及工作量，使工作岗位基本与作业者相互适应。

9.4.1.2 沟通协调

建立沟通渠道，通过座谈会、意见箱、问卷调查、咨询服务等方式，为员工提供沟通渠道，及时发现员工的不良情绪，对症下药，做好情绪调控工作。

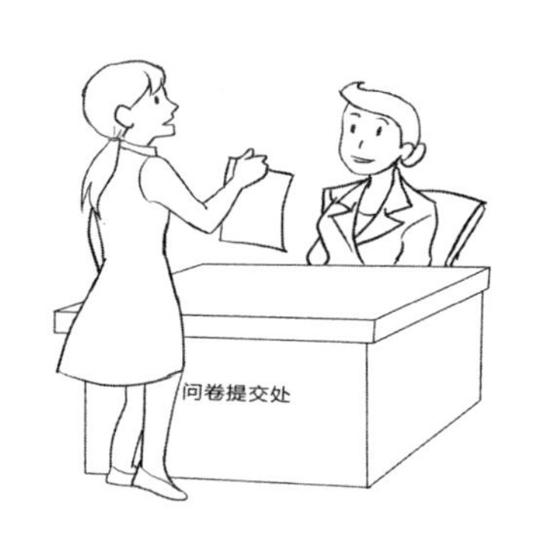

9.4.1.3 安全健康文化

合理调配员工的工作时间和劳动强度，避免疲劳作业；提供安全、健康的工作环境和设备，指导员工采取安全健康的工作方法。

9.4.1.4 技能培训

了解作业者的能力差距，针对需要进行职业指导和技术训练等，帮助其克服物质、精神和社会上的困难和障碍，令员工有足够的能力应对被指派的工作。

9.4.1.5 健康促进

开展健康促进活动，强化心理知识培训，提升员工心理素质。

9.4.2 劳动者应对措施

9.4.2.1 良好心态

及时调整心态，做情绪的主人。激烈的情绪不仅会影响身心健康，还会严重影响人的心智。当出现不良情绪时，应主动调整自己，不要成为情绪的奴隶。

9.4.2.2 建立自信

面对挫折，找回自信。生活中的挫折人人都会遇到，面对挫折，每个人都应立足现在，建立新的自信，在挫折中发现积极的东西，向新的目标前进。

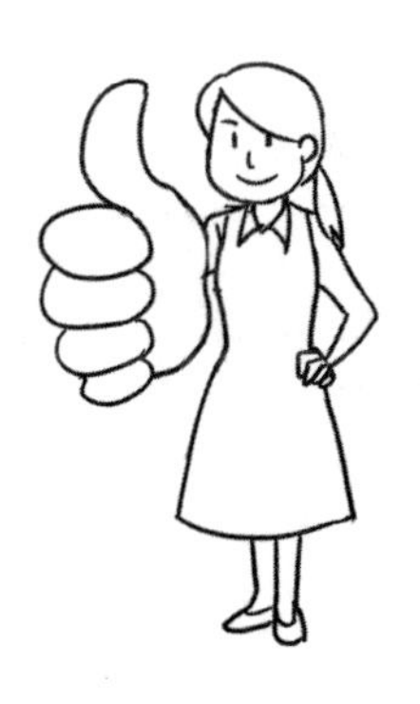

9.4.2.3 理解宽容

消除成见，学会宽容。要学会用发展的眼光看待别人，学会忍让和适应。只有自己的内心世界变得宽容，外部世界才能变得和谐。

9.4.2.4 心理平衡

净化心理，释放情绪。可以通过三种方式将不良情绪释放出来：一是宣泄，把内心的苦恼说出来，不让它闷在心里；二是进行有氧运动，到空气清新的地方散步、爬山等；三是转移注意力，做自己感兴趣的事情，以求心理平衡。

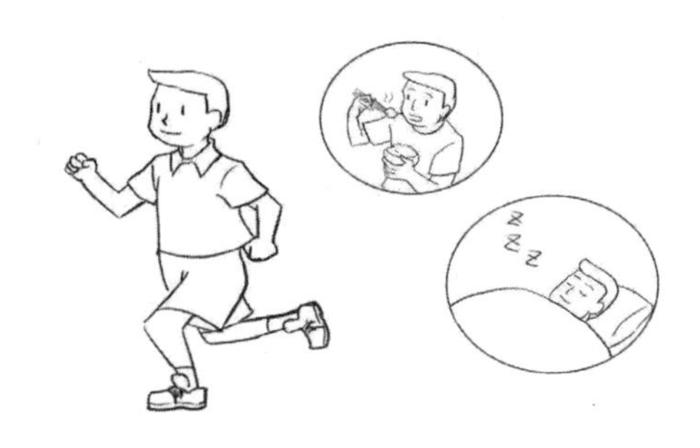

9.4.2.5 情绪控制

力求内心和谐。内心和谐是一种境界，守正心灵，控制情绪，既能刚正不阿，又能与人和谐相处；内心和谐是一种力量，使人心无旁骛，不断进步。

9.4.2.6 健康素养

健康生活方式包括要经常运动，保证均衡、充足的饮食，保证充足的睡眠，掌握自我放松的技巧等。

文字 / 朱晓玲、何家禧

插图 / 柴可葳

10 人类工效学与职业健康

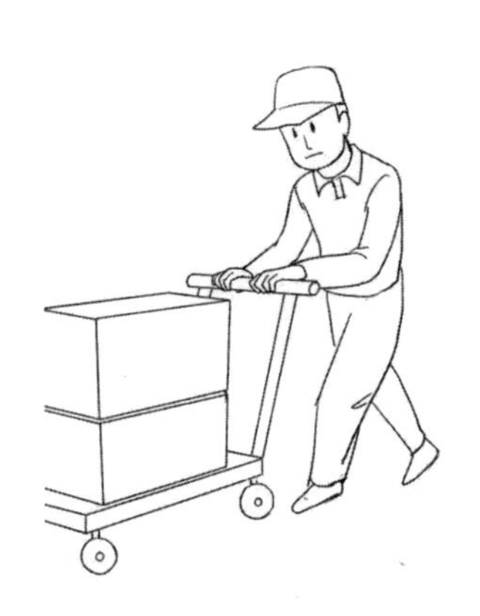

随着工业的发展，各行各业都需要提高生产率和技术水平以适应不断加剧的市场竞争，生产方式已发生了较大的改变，如今的工作中经常包括：

◇在没有其他人或设备帮助的情况下频繁提升、搬运和推拉货物；

◇分工越来越细，工人日复一日地重复同样的作业动作或者执行同样的任务；

◇每天工作 8 小时以上；

◇工作节奏越来越快；

◇长时间紧握生产工具。

以上因素，如果伴有机器、工具或者工作场所设计不合理，或者使用不适当的生产工具，就会对工人身体产生应激作用，甚至引起损伤。为减少不良因素对人的影响，引入人类工效学的概念。

人类工效学是通过研究人、机器和设备环境之间的相互关系，实现人在工作、生活和休息娱乐中的健康、安全、舒适体验，同时提高效率。人类工效学涉及生理学、心理学、人体测量学、工程设计和管理学等多学科，现阶段主要研究工作过程的生物力学、人体测量、机器与工作环境和劳动组织等方面的内容。

10.1 工作过程的生物力学

生物力学是研究生命过程中不断发生的力学现象及其规律的科学，内容十分广泛，工作过程中的生物力学主要研究工作过程中人和机器设备（包括工具）间力学的关系，目的在于提高工作能力并减少肌肉骨骼损伤的发生。

10.1.1 力学系统

人体运动系统主要由肌肉、骨骼和关节组成。骨骼肌在人的意识支配下进行收缩，牵动骨骼以关节为支点产生位置变化，完成运动过程。

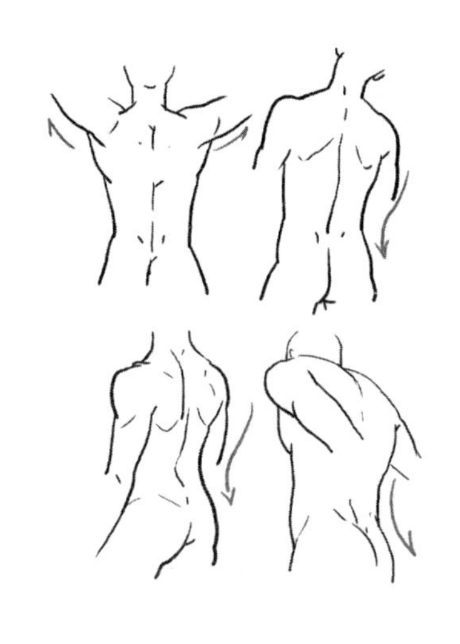

人在劳动时需要保持一定的姿势，最常见的是站姿和坐姿，另外还有跪姿、卧姿等。站姿时人体运动比较灵活，便于用力，适合从事体力劳动，特别是较重的体力劳动或者活动范围较大的工作，站姿下肢负重大，血液回流差。

坐姿时身体比较稳定，适合从事精细工作。坐姿时下腹肌松弛，脊柱的生理弯曲下部由前凸变为后凸，使身体相应部位的受力发生改变，长时间易引起损伤。

长时间保持任何一种姿势，都会使某些特定肌肉处于持续静态收缩状态，容易引起疲劳。因此，在可能的情况下，应在劳动过程中适当变换姿势。

10.1.2 影响因素

为了完成生产或其他工作任务，劳动者在劳动过程中常常需要克服外界的重力、阻力以及保持某种工作姿势产生的重力等。在工作中合理运用体力，可以减少能量消耗，减轻疲劳程度，降低慢性肌肉骨骼损伤的发生，提高工作效率。例如，当工人需要向下方用力安装某种零件时，可以将工作台适当降低，利用身体重力向下按压；使用工具打击物体时，可以运用关节在尽可能大的距离上运动，利用冲击力，提高工作效率等。

10.2 人体测量

随着工业的发展，人们注意到机器、工具和仪表等的设计需要符合人的生理特点，才能便于工人使用，既充分发挥机器的性能，同时也能保护工人的健康。这就需要对人体的尺寸参数进行测量，保证设计的机器适合工人进行操控。

10.2.1 测量方法

人体测量包括静态测量和动态测量两种。

10.2.1.1 静态测量

静态测量是被测者在静止状态下进行的测量，可以是站姿或者坐姿。静态测量是测量人体各部分的固定尺寸，如身高、眼高、上臂长、前臂长、坐高、肩宽等。

10.2.1.2 动态测量

动态测量是被测者在规定的运动状态下进行的测量，测量的是人体或某一部分空间运动尺寸，即活动范围。

10.2.2 影响因素

人体尺寸受年龄、性别、种族、年代、职业、地区等多种因素的影响，在使用人体测量数据进行设计的时候，需要考虑各种因素的影响。例如，白种人的身材比黄种人要高大，如果机器设备是按照白种人的尺寸设计的，黄种人操作起来就比较困难。20 世纪 50—60 年代，一些亚洲国家进口了按照欧洲人尺寸设计的机器，除了操作困难，还引起了工人的多种不适和疾患。

10.3 机器与工作环境

生产劳动过程中，人和机器（包括设备和工具）组成一个统一的整体，共同完成生产任务，称作人机系统。

10.3.1 人机特点

在人机系统中，人和机器具有不同的特征。人具有知识，可以进行思维、综合分析、判断以及创造等。机器在物理力、耐力、速度以及准确性等方面比较突出，同时还不受生理和心理影响。

只有进行合理的分工才能保证生产的正常运行和人体健康，笨重、快速、单调、重复、操作复杂、精密以及危险的工作适合于机器承担，指令、监控、维修、设计、故障处理以及创造性的工作和应付突发事件等，应由人来完成。

10.3.2　人机关系

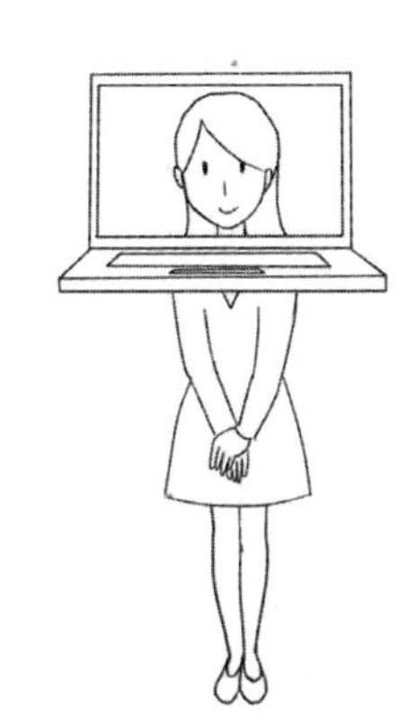

在人机系统中，人和机器之间通过人机界面传递信息，包括显示器和控制器。机器的信息通过显示器（包括视觉显示器如读数显示器，听觉显示器如报警器，触觉显示器等）向人传递；人的信息（包括指令）通过控制器（包括手控制器、脚控制器、声控制器等）向机器传递。

在人机信息传递过程中，显示器和控制器的设计要符合人的生理和心理特点，可以使信息传递更加准确、效率更高。例如，一个显示器传递的信息不宜过多，太多容易引起混淆；显示器上的数字排列应符合阅读习惯，如从上到下或从左到右，如果反向设计可使读数错误率明显增加；听觉显示器尽可能选用人耳最敏感的频率范围。控制器应使用方便、快速、不易混淆，如同一区域有多个控制按钮时，需要用不同的颜色、形状或指示灯加以区别，功能相反的按钮除了使用颜色、形状等区别，排列时应隔开一定的距离，以防在紧急情况下操作失误。

在现代化生产中，人机之间的信息传递还包括人机之间的监督，这种功能可以使人的错误操作不发生作用，也可以使机器的异常情况及时显示出来供人处理或终止运行。

10.3.3　人机环境

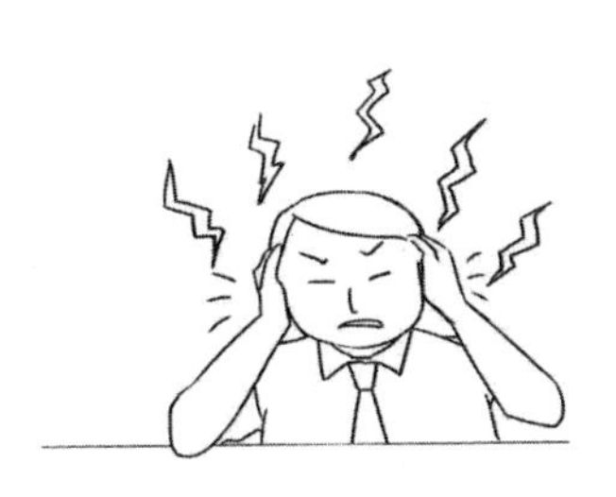

工作环境条件如温度、照明等也会对作业能力和工作效率产生明显的影响。有研究显示，温度达到 27 ～ 32℃时，需要肌肉用力的工作效率开始下降；当温

度超过 32℃时，需要注意力集中的工作以及精密工作的效率下降。人在 22℃环境中从事脑力劳动感觉舒适，但若是进行重体力劳动则感觉不舒适。

工作环境中如果噪声较大，会使人的注意力不易集中，影响学习和工作，严重时出现心情烦躁、反应迟钝和精神疲惫等。有人研究了噪声对电话接线员工作的影响,将工作环境中的噪声从 40dB(A)提高到 50dB（A），错误率上升了近 50%。此外，噪声还可以掩盖作业场所（如矿井）的危险信号或机器发出的警报，由于作业人员不能及时觉察，导致发生严重的工伤事故。

10.4 劳动组织

合理组织生产劳动和各项工作，可以减轻劳动者的生理及心理负荷，提高工作能力。

10.4.1 劳动强度

负重是造成肌肉骨骼损伤的重要原因之一，在可能的情况下尽量减少工作中的负重量,如将搬运物体的重量限定在安全范围之内,超过时使用机械搬运。使用的手持工具超过一定重量时采取悬吊的方式，或者安装支架支撑，可以减轻机体负担，减少肌肉骨骼损伤的发生。

10.4.2 劳动制度

有些现代化的生产过程需要轮班作业，轮班作业不符合人体的生物节律，不利于健康，夜间工作时容易发生事故。合理组织和安排轮班时间和顺序，可以减轻疲劳，提高出勤率，减少工伤事故的发生。

10.4.3 劳动时间

随着劳动时间的延长，人们会逐渐感到疲劳，工作能力下降。适当安排工间休息，可以有效地减轻疲劳程度。

工间休息的时间长短和次数，需根据劳动强度、工作性质和工作环境等确定。一般来说，重体力劳动休息次数应该多一些，如果是在高温环境中从事重体力劳动，更需要多一些工间休息。工间休息的方式也应根据工作特点确定，如重体力劳动者可以采取安静的休息方式，对于脑力劳动或者轻体力劳动者，适当安排工间操或娱乐活动，更有利于解除疲劳。

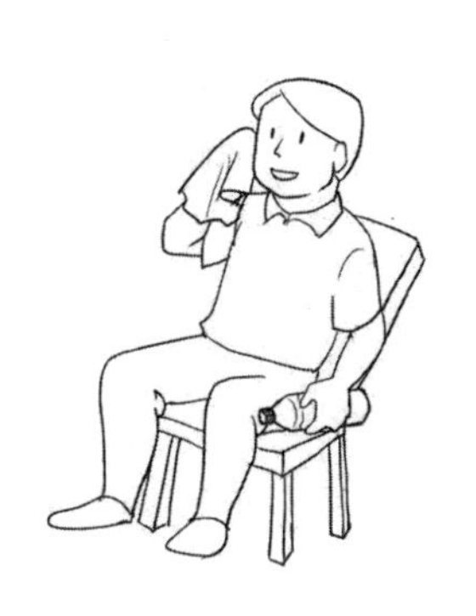

10.5 工效学相关疾病

生产劳动过程中，由于长时间处于强迫体位，劳动负荷过大、个别器官高强度使用等工效学因素引起的职业性疾患，称为工效学相关疾患。

10.5.1 强迫体位及负荷过重有关疾患

强迫体位及负荷过重可以造成身体某些特定部位的损伤，从而引发一系列疾患，如下背痛、下肢静脉曲张、扁平足等。

10.5.1.1 下背痛

一般表现为腰部间歇性疼痛，间歇期数月至数年不等，不发作时无症状或症状轻微，严重发作时可丧失劳动力。引起职业性下背痛的原因主要有：

◇抬举或用力搬运重物；

◇弯曲或扭转（姿势不当）；

◇身体受震动；

◇重体力劳动等。

10.5.1.2 颈、肩、腕损伤

主要见于坐姿工作，表现为疼痛、肌张力减弱、感觉过敏或麻木、活动受限等，严重者只要工作就可立即产生剧烈疼痛，以至于不能坚持工作。颈、肩、腕损伤可以单独发生，也可以两种或以上共同出现。主要原因包括：

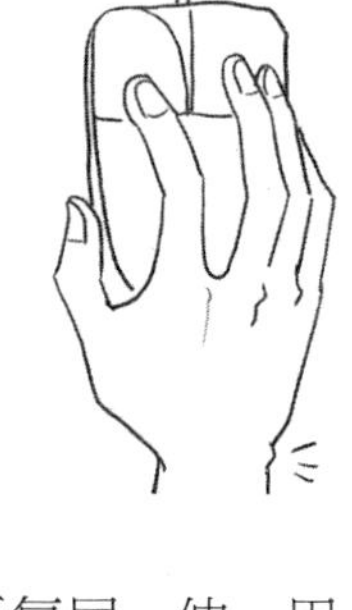

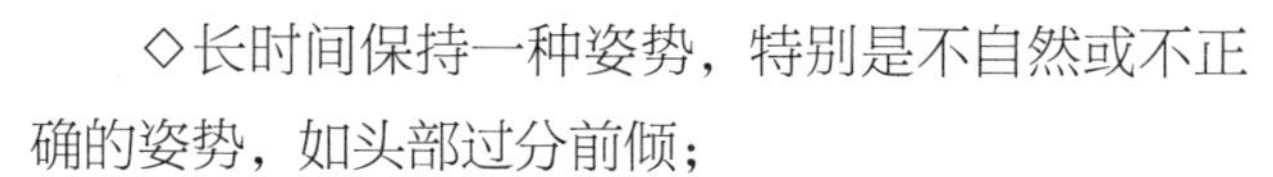

◇长时间保持一种姿势，特别是不自然或不正确的姿势，如头部过分前倾；

◇工作台高度不合适，前臂和上臂抬高，手部反复屈、伸、用力等频繁活动或进行重复、快速的操作（常见于打字员等）。

10.5.1.3 下肢静脉曲张

劳动引起的下肢静脉曲张多见于长期站立或者行走的工作，如警察。如果站立时还需要负重，则发生这种疾患的机会就更大。女性比男性更容易患下肢静脉曲张，最常见的部位在小腿内上部。患病后感觉下肢及脚部疲劳、坠胀或疼痛，严重者可出现水肿、溃疡、化脓性血栓静脉炎等。

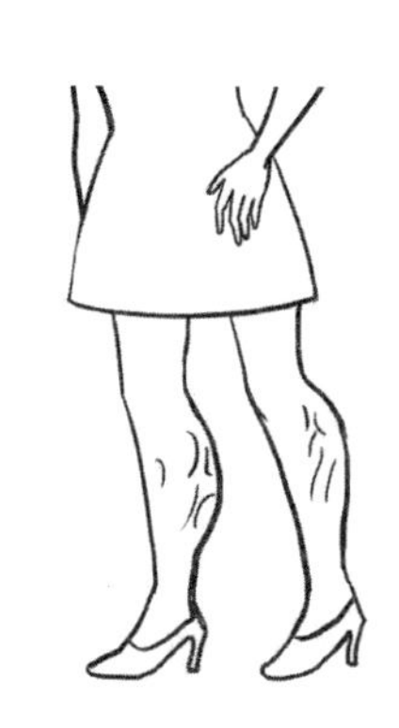

10.5.1.4 扁平足

工作过程中由于足部长期承受较大负荷，如立姿工作、行走、搬运或需要经常用力踩动控制器，使趾、胫部肌肉过劳，韧带拉长、松弛，导致足纵弓塌陷或消失，内缘接近地面，外翻畸形。凡足印实体超过标准线（足跟至足第三趾中点连线）即为扁平足。

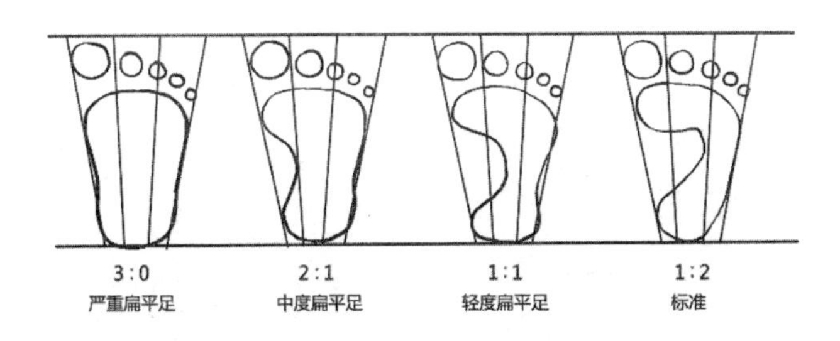

扁平足的早期表现为站立时跟外翻、足扁平、前足外展，足跟及跖骨头疼痛，休息可减轻症状。随着病情继续发展，可有步态改变、下肢肌肉疲劳、坐骨神经痛、腓肠肌痉挛。严重时，足部僵硬固定于外翻、外展和背伸位，活动明显受限，站立及步行均出现剧烈疼痛，出现腰背痛及髋、膝关节疼痛，可伴有胫部水肿。

10.5.1.5 腹疝

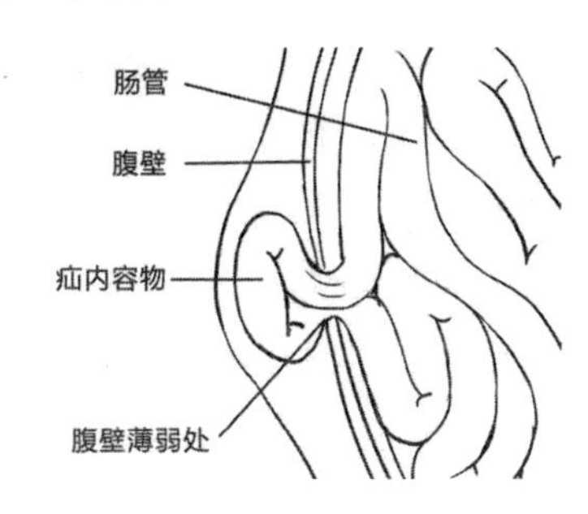

腹疝多见于长期从事重体力劳动者，由于负重或用力，使腹肌紧张，腹内压升高，时间长了就可能形成腹疝。其中脐疝和腹股沟疝比较常见，其次是股疝。一般无疼痛，对身体影响不大。劳动中突然发生的称为创伤性疝，疼痛剧烈，但很快可缓解或转为钝痛。

10.5.2 个别器官紧张

一些职业主要涉及个别器官的高度紧张，如果不注意合理休息调整，会造成这些器官的过度使用，产生疾病。如计算机录入工、文字校对工、某些科研和医务工作者长期使用显微镜工作等，眼睛长时间处于紧张调节状态，如果不能得到合理休息，会出现眼干、眼痛、视物模糊、复视等一系列症状，并可出现眼睛流泪、充血、眼睑浮肿、视力下降等，严重者可发生黄斑性脉络视网膜炎，甚至视网膜剥离。

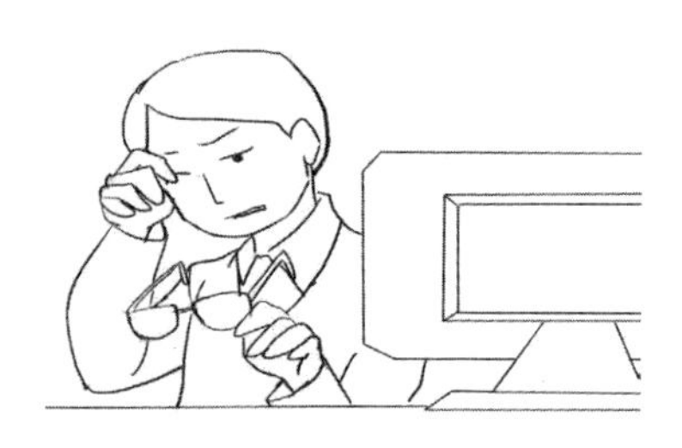

10.5.3 压迫及摩擦引起的疾患

10.5.3.1 胼胝

身体与工具或其他物体接触的部位因摩擦和压迫，可使局部皮肤反复充血，表皮增生及角化，形成胼胝或胼胝化。胼胝范围小且厚，界限清楚；反之则为胼胝化。

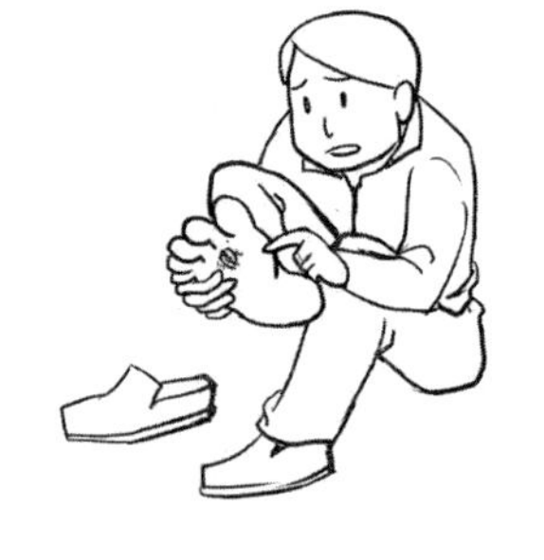

胼胝和胼胝化最常见的部位是手部，其次是脚。一般情况下不影响作业，甚至还具有一定的保护作用，但如果数量多或面积大，也会使活动受限，感觉灵敏度降低，影响正常功能。如果发生感染，出现炎症，则会影响身体健康。

10.5.3.2 滑囊炎

滑囊炎是一种常见疾患，很多工种都可以引起滑囊炎，尤其多见于快速、重复性的操作。滑囊炎可以发生于各种不同的部位，如包装工的腕部、跪姿工作者的膝部等。

滑囊炎发生的原因主要是局部长期受到强烈的压迫和摩擦。职业性滑囊炎呈慢性或亚急性过程，一般症状较轻，表现为局部疼痛、肿胀，对功能影响不大。

10.5.3.3 掌挛缩病

长期使用手控制器，如手柄、轮盘等，由于持续压迫和摩擦，可引起掌挛缩病。掌挛缩病发生缓慢，一般要工作20～30年才发生。其发生过程先是由于手掌腱鞘因反复刺激而充血，形成炎性小结节；在此基础上，出现腱膜纤维性增生及皱襞化；进一步发展腱膜可与皮肤粘连，使手掌及指的掌面形成线状瘢痕，皮肤变厚，活动受限，严重者失去活动功能。掌挛缩病以右手多见，常发生于尺侧，累及无名指和小指，病程进展缓慢。

10.6 工效学的应用

根据人类工效学的研究成果对工作任务、工作环境等进行改进，不仅可以提高工作效率，而且可以保护工人健康，减少工效学相关疾病的发生。这里以现代工作中最常见的电脑使用为例，介绍工效学的应用。

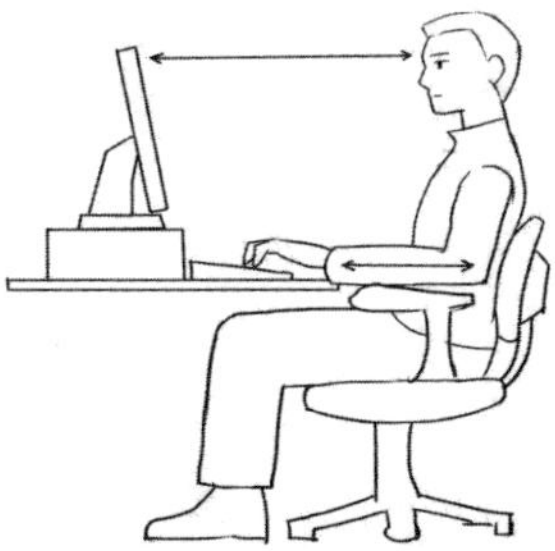

10.6.1 电脑的放置

◇使用垫高架，外接键盘和鼠标；电脑屏幕的最上方与眼睛在同一水平；

◇眼睛与电脑屏幕的距离约为一

手臂；

◇键盘和鼠标与肘部保持同一距离；

◇手臂与地面平行，腕部是笔直的。

10.6.2 显示屏的设置

◇显示屏的最上方保持与眼睛的同一水平；

◇眼睛与电脑的距离约为一手臂。

10.6.3 键盘使用

◇使用外接键盘；

◇使用键盘时肩膀放松；

◇上臂与地面平行，上臂与前臂保持 90 度，双臂贴近身体，手腕和手保持一直线。

10.6.4 鼠标的使用

◇使用外接鼠标；

◇确保鼠标和键盘在同一高度；

◇鼠标的移动应由整个手臂带动，而非腕部；

◇找到合适手大小的鼠标；

◇正确地握住鼠标，用最小的力气点击。

10.6.5 椅子和坐姿

◇调节椅子高度，确保屏幕的最上方保持与眼睛的同一水平；

◇坐满椅子，背部靠在椅背上；

◇双脚平放于地面；

◇坐直身体，避免“C”字形姿势（从侧面看）；

◇留有少许空间（约一个拳头）在膝盖与椅子的边缘之间；

◇肩部放松，肘部靠近身体两侧，双手放松，移动自如。

10.6.6 视力保护

◇控制电脑的闪烁；

◇光线差时，开灯；

◇阳光强烈时，拉上窗帘；

◇调低显示屏的亮度；

◇保持显示屏的清洁；

◇经常让眼睛休息一下，每看电脑20分钟，向远方眺望20秒；

◇闭上眼睛，深呼吸30秒。

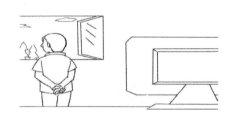

文字／翁少凡、朱晓玲、何家禧

插图／柴可葳

11 肌肉骨骼疾患预防

科学技术的发展引起了工作方式的改变，使得工作节奏加快、重复性劳动增加。20 世纪 70 年代起，有关肌肉骨骼疾患的报道越来越多，如下背痛、腕管综合征等，引起了科学研究者的重视，并进行了大量的研究。

11.1 基本概念

肌肉骨骼疾患是软组织（肌肉、肌腱、韧带、关节、软骨）和神经系统的损伤与疾病。肌肉骨骼疾患几乎可以发生在所有组织，包括神经和腱鞘。肌肉骨骼疾患影响的部位包括手臂、背部、手部、手腕、手指、腿部、颈部和肩膀，其中最常见于手臂和背部。

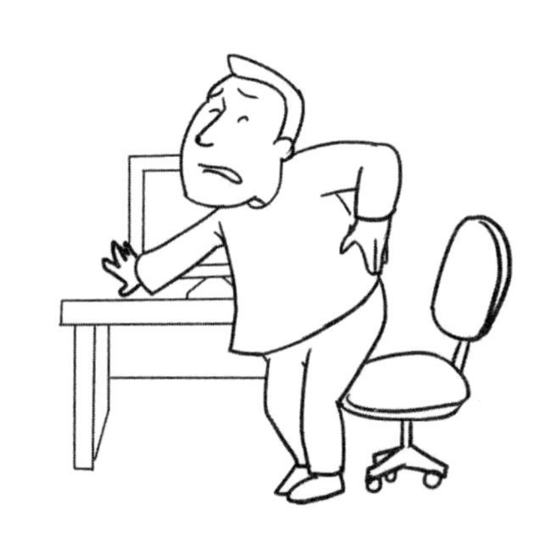

由于暴露于职业场所的危险因素而导致的肌肉骨骼疾患称为职业性肌肉骨骼疾患或工作相关肌肉骨骼疾患。手臂上最常见的

职业相关肌肉骨骼疾患为肌腱疾患如腱炎、腱鞘炎、狭窄性肌腱滑膜炎、扳机指和腕管综合征。肌腱疾患常发生在关节处或附近，因为肌腱与肌腱之间、韧带或骨骼会经常发生摩擦。肌腱疾患常见的症状为肌腱隐痛，某些活动不适及触痛。肌腱疾患恢复一般比较缓慢，如果引起疾病的物理性刺激没有消除或减弱，很容易转成慢性疾病。

肌肉骨骼疾患通常不是由于跌倒、碰撞等单一因素引起的，而是多种危害因素引起的，其发生过程通常要经历数周、数月甚至数年。

11.2 管理情况

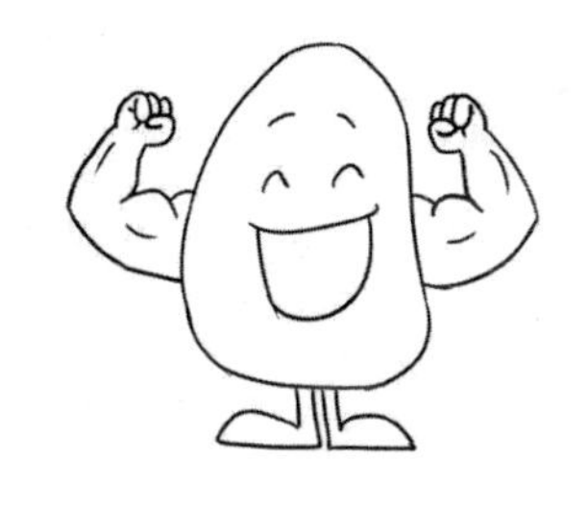

许多国家和地区已经将职业性肌肉骨骼疾患列为职业病或赔偿性疾病，如美国、英国、德国、荷兰、意大利、瑞典、巴西、葡萄牙、罗马尼亚、阿根廷以及我国的香港、台湾地区等。

国际劳工组织将桡骨茎腱鞘炎、手部慢性腱鞘炎、半月板损伤、腕管综合征、肘部鹰嘴滑囊炎、膑前滑囊炎、上踝炎和上述没有提到但不能排除因直接接触某危害因素所致的肌肉骨骼系统疾病等 8 类疾患列入了 2010 版职业病名单。

11.3 影响因素

当工人的身体条件达不到工作的要求时，就有可能发生工作相关肌肉骨骼疾患。长期暴露于人类工效学风险因素可能导致工人身体受到损伤，也会导致肌肉骨骼疾患。具体影响因素包括：

◇过度用力，可导致肌腱受损；

◇长期重复的动作，可刺激肌腱和压迫神经；

◇强迫体位，如身体极度伸展时没有支点，可压迫神经和刺激肌腱；

◇静态体位或者工人必须长时间保持某种体位，会影响血液流动，损伤肌肉；

◇异常活动，如身体弯曲或者扭转时速度或加速度增加，会引起身体受力增加；

◇作业时抓紧尖锐的边缘如工具手柄时，力量集中在身体的一小部分，可影响血液流动和神经传导，损坏肌腱和腱鞘；

◇工作时间过长，缺乏休息，导致恢复时间不足，组织无法充分修复；

◇使用振动工具或者接触过量振动可引起组织血流减少、神经损害和肌肉疲劳；

◇驾驶卡车或操作地铁时接触全身振动，可影响骨骼肌并引起腰背痛；

◇低温会对工人的协调性和手的灵活性产生不良影响，工作时会使用更大的力量。

当上述因素单独或联合作用时，工人的肩膀、手臂、手、手腕、背部和腿部在每个工作日需经受成千上万次重复的扭曲、受力和弯曲活动，一旦这些危险因素的接触时间、频率和幅度达到一定程度时，就会引起肌肉骨骼疾患。

近年来，很多研究发现，除了工作场所中的人类工效学因素，社会心理学因素和组织管理也会对工作相关肌肉骨骼疾患的发生产生明显影响。美国国立职业安全卫生研究所的研究结果显示，工作满意度高，工作中积极主动，有利于减少工作相关肌肉骨骼疾患的发生；而消极的心态则会增加患病风险。有学者调查结果显示，工作相关肌肉骨骼疾患的患病风险与足够的休息时间呈负相关，与重复性工作、经常变换工种以及缺乏坐位劳动呈正相关。

11.4 影响范围

11.4.1 行业

肌肉骨骼疾患几乎影响到每个行业的从业人员，但由于工作性质、行业特点不同，肌肉骨骼疾患在不同行业之间的发生情况存在较大差异。一般而言，肌肉骨骼疾患容易发生在包含下面的几种作业方式的行业中：

◇手工操作如打磨；
◇制造和生产；
◇提升重物；
◇扭转运动；
◇长时间强迫体位。

11.4.2 经济损失

据统计，美国肌肉骨骼疾患造成的工作日损失占全部伤痛和疾病所致工作日损失的 34%；用人单位每年报告的因肌肉骨骼疾患离职的人数近 60 万人；肌肉骨骼疾患的花费占到所有工人赔偿金的 1/3；每年因肌肉骨骼疾患产生的赔偿金高达 150 亿～ 200 亿美元，每年总直接损失高达 500 亿美元。瑞典每年为肌肉骨骼疾患支付保险赔偿费用高达 24 亿美元；加拿大每年因肌肉骨骼疾患导致的直接和间接经济损失高达 996 亿美元。

11.4.3 常见疾患

11.4.3.1 腕管综合征

近年来，随着电脑操作者的迅速增多，肌肉骨骼疾患中的腕管综合征受到广泛关注，该疾病影响的部位为手和腕部。

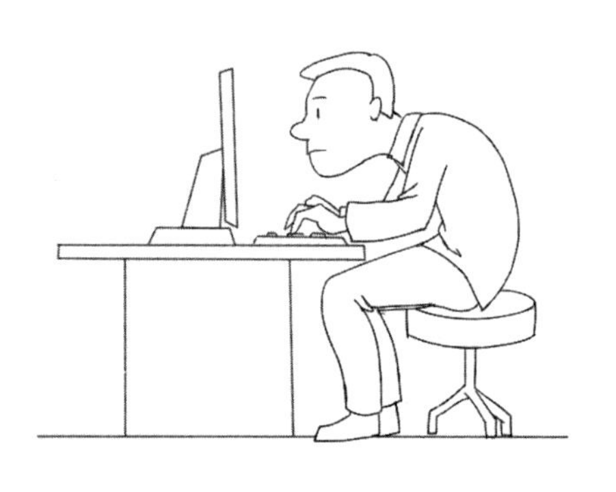

由于电脑操作者经常反复机械地点击鼠标，会使右手食指及连带的肌肉、神经、韧带处于一种不间歇的疲劳状态中，包括正中神经在内的腕管神经会受到压迫或损伤，导致神经传导被阻断。正中神经是负责大拇指、食指、中指以及无名指的一半的触觉，受到刺激时，位于狭窄的腕管内的腱肿胀并压迫附近的正中神经，影响其传导，引起腕部和手部的刺痛、麻木和剧烈疼痛，经常是在晚上睡觉时感觉明显。这种压迫还会引起手部乏力，不能握拳，不能抓紧物品或者做其他手部工作。如果压迫持续存在，可能损伤神经，造成永久性的感觉丧失甚至部分麻痹。

当手部和腕部进行用力的操作时，如没有足够的时间恢复，就可能出现腕管综合征。有一些工人的工作虽然不需要很大力气，但手、腕和手臂需要做大量的重复性活动，也会出现腕管综合征。

11.4.3.2 职业性下背痛

另一个发病多、影响范围广的肌肉骨骼疾患是职业性下背痛，也是职业人群短期或长期丧失工作能力的主要原因之一，超过半数的职业人群患过下背痛。

美国卫生保健政策与研究协会对下背痛的定义为：由于背部（位于胸 7 ～骶 1 及臂部）症状（主要包括背部以及背部有关的疼痛，如坐骨神经痛）所导致的活动限制和不适（包括酸、麻、胀、痛），并排除肿瘤、骨折、感染所致的腰背痛。

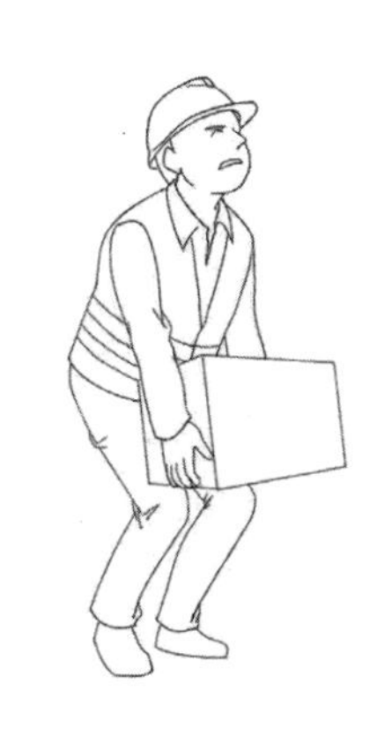

职业性下背痛的好发人群非常广泛，如金属机械加工作业人员、缝纫工人、海洋捕捞船员、护理人员、士兵等。金属加工从业者的作业过程中常包括提举、放下、推、拉、握、搬各种材料，并常有不良体位和重复动作，这些都与职业性下背痛的发生有密切关系。国内学者对管道焊接工的调查结果显示，在作业过程中常采取仰卧位、俯卧位、蹲位或半蹲位等强迫体位作业，下背痛的患病率明显高于对照组。

11.5 预防和控制

11.5.1 消除不良的人类工效学因素

消除工作场所不良的人类工效学危害，可以达到以下效果：

◇肌肉骨骼疾患减少，工作场所损伤率降低；

◇工作更加舒适，工人生产率提高；

◇提高自动化水平，可减少工人的体力劳动，降低错误率，从而提高产品质量；

◇减少工人由于肌肉酸痛、疲劳、肌肉骨骼相关疾病造成的缺勤；

◇由于新员工更愿意寻找通过人类工效学设计而适合自己身体条件的工作，因此可以降低人员流动；

◇降低由于疾病造成的工人赔偿金和其他费用，以及更换工人造成的损失，从而降低成本；

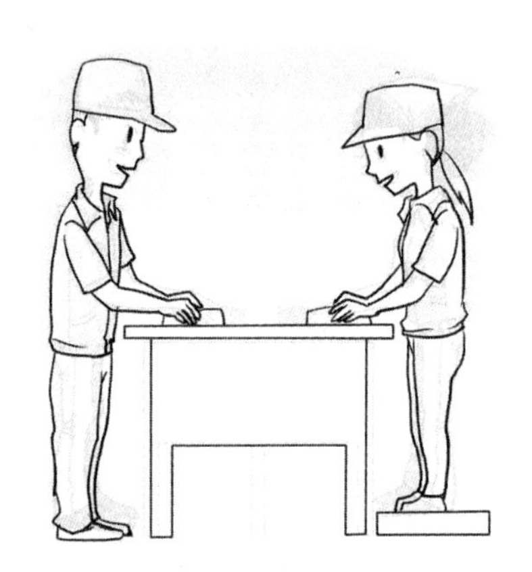

◇提高工人的安全健康水平；

◇增加工人的舒适度；

◇减少工人的疲劳；

◇提高工人的士气。

11.5.2 解决方法

解决工作场所人类工效学问题的方法有很多，有的非常简单且费用也不高。例如，针对强迫体位和不舒服的姿势，可以根据人类工效学原理适当调整工作台面的高度，使工作面高度尽可能与作业者的身高或坐高相适应；通过减少弯腰的时间、次数、幅度，改变操作方式与姿态，以减少工作相关肌肉骨骼疾患的发生，同时也可提高生产效率。对于长时间处于坐姿的工人，可以提供符合人类工效学的椅子或凳子、抗疲劳垫，适当变化工作任务，安排短暂的工间休息等。

11.5.3 设计合理的工具

工作中使用经人类工效学设计的工具和设备也是非常重要的。大部分工具的设计仅适合偶尔使用，并不适合长时间反复使用，如果工作中要反复使用某种工具，用人单位就应该考虑以下人类工效学特征的设计工具：

◇工具应该比较轻便，把手设计上允许轻松握持，这样腕部就可以不必弯曲；

◇工具设计应该是左右手都适用，并且有不同的尺寸，这样就可以适用于所有工人；

◇工具把手应该有适合握持的形状，使工人的手和指头可以最大程度地和工具接触，工具把手应避免锐利的边缘和拐角；

◇使用电动工具以减少工人用力和重复活动；

◇选用低振工具以减少工具振动，必要时在工具手柄上安装吸水手套。

工具和设备的维护也非常重要，维护其处于制造商说明的状态，可以减少由于长时间使用导致的振动。

11.5.4 人类工效学计划

如果工作场所中存在人类工效学危害因素或者肌肉骨骼疾患报告，可以建立人类工效学计划，提供机会并鼓励员工参与人类工效学计划并制订决策，因为这与员工的安全和健康息息相关。有效的人类工效学计划应该包括以下要素：

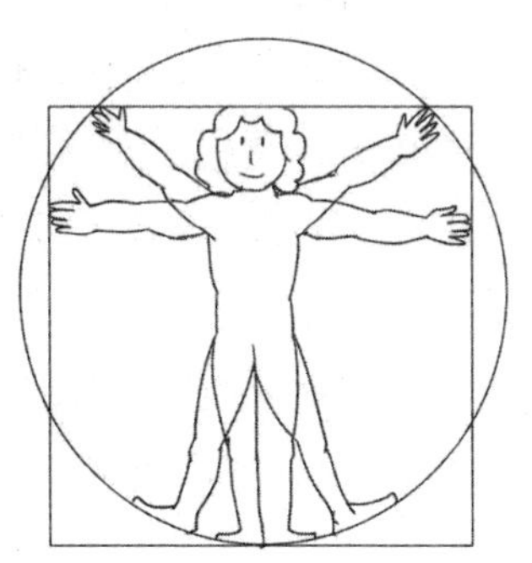

◇管理承诺和员工参与；

◇工作场所危害因素分析；

◇控制人类工效学风险；

◇肌肉骨骼疾患的管理；

◇培训和教育。

11.5.4.1 危害因素分析

工作场所危害因素分析是识别工作场所存在问题的工种和其中的风险因素，特别是确定问题最严重的工种和车间，包括存在人类工效学危害的所有工种、操作、工作活动，以及工人的健康记录（包括曾经患过肌肉骨骼疾患）。

接触人体工效学危害因素的工人可能会出现各种各样的综合征，多种因素的联合作用也可以引起肌肉骨骼疾患。例如，研究显示视频显示终端作业者出现的各种症状是由于设备、工作台、工作环境、工作设计或者联合作用引起的。除了肌肉骨骼疾患，还经常出现眼睛疲劳、头痛、过度疲劳以及颈部、背部和肌肉的疼痛。

工作场所危害因素分析可以发现各种人类工效学危害以及其之间的相互作用如何影响工人，这对于成功预防和降低工作场所的各种肌肉骨骼疾患非常关键。

11.5.4.2 管理

肌肉骨骼疾患的管理是人类工效学计划的重要组成部分，通过管理措施可早期识别和评价肌肉骨骼疾患的先兆和症状，从而避免或者降低发生肌肉骨骼疾患的风险。

11.5.4.3 培训

培训也是预防和控制人类工效学危害的重要方法。一方面，通过长时间的训练，提高管理者、监督者、设计师、机械师以及从业者的安全健康意识。通过培训教育，可以让员工充分了解自己工作岗位存在的人类工效学危害因素，进而促使他们在工作中能更好地采取行动保护自己，另一方面，听取员工在工作中发现的人类工效学危害因素及改进建议，对提高工作场所的人类工效学设计水平，有利于降低肌肉骨骼疾患的风险。

11.5.5 人类工效学实践

通过实施人类工效学计划，可使员工掌握正确使用设备、工具和机器控制以及执行工作任务的方法，以减少工作相关肌肉骨骼疾患的发生。具体例子如下：

◇用力使用工具时，关节尽可能靠近身体中心，包括腕部伸直、肘部弯曲适当的角度等，这样可以预防关节和肌腱受力过多；

◇使用工具或者操作设备的时候，应该避免手腕部的过度扭转和快速运动，保持手和前臂在一条线上；

◇抓取或放下重物时，应使用腿部肌肉，弯曲膝盖，避免腰背部过度用力；

◇使用适当的工具，如传送带或者推车、升降台和辅助设备，减少或者消除工作中存在的强迫体位或工作负荷，将不正确的提举和潜在的伤害降到最低。

文字 / 翁少凡、何家禧

插图 / 柴可葳

12 健康新概念

职业人群不仅面对化学中毒、粉尘、噪声等职业病危害，还面临节奏加快、工作压力大、作息不规律、长期疲劳等不健康因素影响，加之饮食不健康、缺乏运动，慢性病成为职业人群的主要健康问题。

慢性病预防与控制将成为维护职业人群健康的主要环节，需要全社会重视，社会应倡导健康的生活方式，提供健康的生活和工作环境。

12.1 健康的概念

世界卫生组织关于健康的概念就是在身体上、精神上、社会适应上完全处于良好的状态，而不是单纯地指疾病或病弱。这不仅涉及人的心理，而且涉及社会道德方面的问题，即生理健康、心理健康、道德健康三方面构成健康的整体概念。

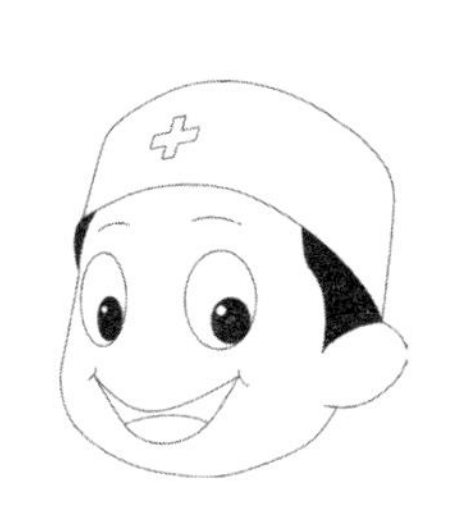

12.1.1 生理健康

生理健康指人的身体能够抵抗一般疾病，体重适中，体形匀称，眼睛明亮，头发有光泽，肌肉皮肤有弹性，睡眠良好等。

12.1.2 心理健康

心理健康指人的精神、情绪和意识方面的良好状态，包括智力发育正常，情绪稳定乐观，意志坚强，行为规范协调，精力充沛，应变能力较强，能适应环境，能从容不迫地应付日常生活和工作压力，经常保持充沛的精力，乐于承担责任，人际关系协调，心理年龄与生理年龄相一致，能面向未来。

12.1.3 道德健康

道德健康指能够按照社会道德行为规范准则约束自己，并支配自己的思想和行为，有辨别真与伪、善与恶、美与丑、荣与辱的是非观念和能力。

12.2 健康的生活方式

生活方式是人们在日常生活中遵循的各种行为习惯，包括饮食习惯、起居习惯、日常生活安排、娱乐和参与社会活动等。慢性病可以说是“生活方式病”，要遏制慢性病，倡导健康生活方式是关键。

12.2.1 健康的生活方式

健康生活方式主要包括合理膳食、适量运动、戒烟限酒、心理平衡四个方面的知识。

12.2.1.1 合理膳食

一日三餐要合理安排，定时定量。早饭吃好，午饭吃饱，晚饭吃少。早饭要天天吃，并且应营养充足，午饭要吃好，晚饭要适量。不暴饮暴食，不经常在外就餐，零食作为一日三餐之外的营养补充，可以合理选用。要少吃油脂高、过甜、过咸的食物。

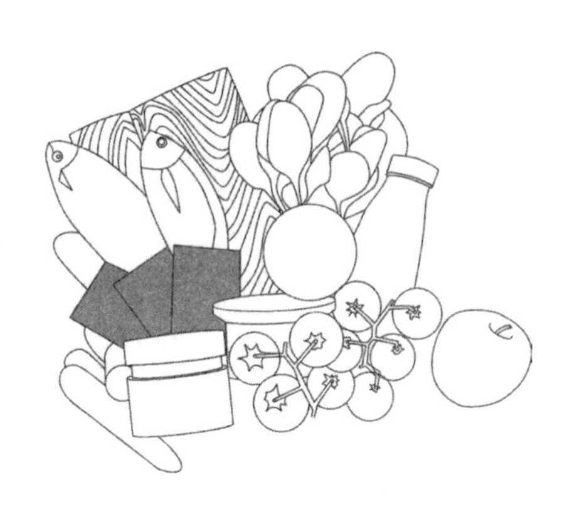

水是一切生命必需的物质。饮水不足或过多都会对人体健康带来危害。成年人每日最少要喝1 200毫升水（约6杯）。饮水应少量多次，不能等到口渴时才喝水。饮水最好选择白开水。

12.2.1.2　适量运动

适量运动不但有助于保持健康的体重，还能够降低患高血压、中风、冠心病、糖尿病、结肠癌、乳腺癌和骨质疏松等慢性疾病的风险。适量运动还有助于调节心理平衡，有效消除压力，缓解抑郁和焦虑症状，改善睡眠。

要养成经常运动的习惯，动则有益，适度量力，贵在坚持。建议成年人每天进行累计相当于步行6 000步以上的身体活动，如果身体条件允许，最好进行30～40分钟中等强度的运动。

12.2.1.3　戒烟限酒

吸烟有害健康，每一个吸烟的人都应该戒烟。二手烟的危害更大，公共场所禁烟势在必行。

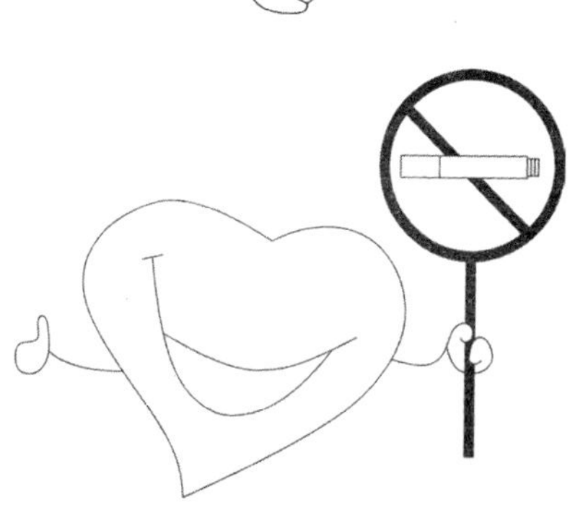

饮酒不宜过量，并将饮酒量控制在适当的限量以下。

12.2.1.4 心理平衡

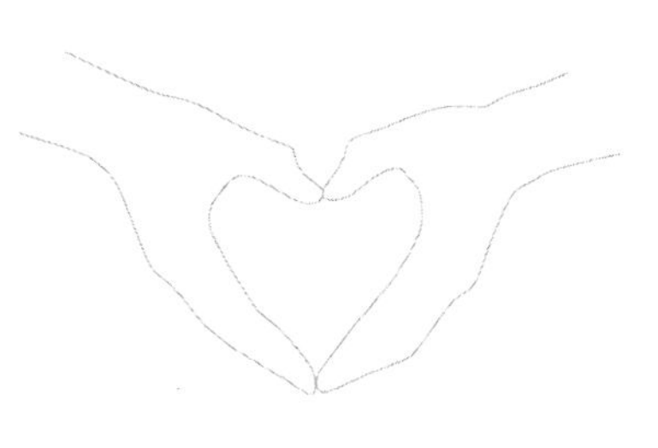

心理平衡指一种良好的心理状态，即能够恰当地评价自己、应对日常生活中的压力、有效率地工作和学习、对家庭和社会有所贡献。

有乐观、开朗、豁达的生活态度，将目标定在自己能力所及的范围内，建立良好的人际关系，积极参加社会活动等都有助于个体保持自身的心理平衡状态。

12.2.2 不健康的生活方式

不健康的生活方式是现代慢性病的主要原因，常见如下：

◇吸烟酗酒；

◇膳食不合理，饮食无规律，高盐、高糖、高脂，蔬菜水果不足；

◇运动不足，极度缺乏体育锻炼；

◇生活不规律，不困不睡，不累不息；

◇睡眠不足，不能保证睡眠时间；

◇心理、精神压力大，缺少与家人和朋友交流；

◇长时间电脑前伏案工作；

◇有病不就医。

12.3 常见慢性病的预防

12.3.1 高血压病的预防

高血压是一种以体循环动脉压升高为主要特点的临床综合征，动脉压的持续升高可导致靶器官如心脏、肾脏、脑和血管的损害，并伴全身代谢性改变。

血压是指血液在血管内流动，对血管壁产生的侧压力。用血压计在上臂肱动脉上测得的数值，包含收缩压和舒张压，正常血压为收缩压＜130mmHg，舒张压＜80mmHg。

12.3.1.1 高血压类型

高血压类型分为原发性和继发性。原发性约占90%，原因不明，可能与遗传、年龄、精神紧张、缺乏运动、肥胖、吸烟和嗜酒有关。继发性是由其他疾病或身体变化而起，如肾病或糖尿病等。此外，有些孕妇在妊娠期间也会出现高血压。

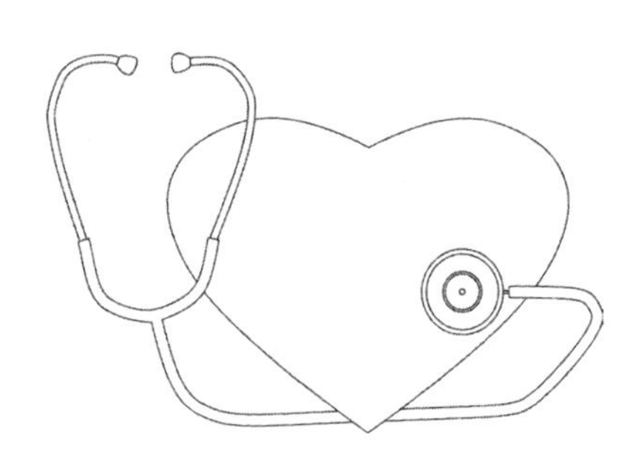

12.3.1.2 高血压的症状

多数患者并无明显的症状，随着病程会有头痛、头晕、疲倦、烦闷、心悸、记忆力减退和精神难以集中等表现。高血压被称为“无声杀手”，让多数没有症状的患者放松警惕，没有正规治疗，以致高血压对全身脏器损害严重时才就医治疗，造成难以挽回的健康损失。

12.3.1.3 高血压的危害

高血压早期无明显病理改变，长期的高血压引起全身小动脉病变，表现为小动脉中层平滑肌细胞增殖和纤维化，管壁增厚和管腔狭窄，导致重要靶器官如心、脑、肾组织缺血，长期高血压及伴随的危险因素可促进动脉粥样硬化的形成，该病变主要累及中、大动脉。血压的持久升高可有心、脑、肾、血管、眼等靶器官损害。

12.3.1.4 高血压危险因素

12.3.1.4.1 遗传

世界卫生组织调查发现，父母均有高血压的，子女高血压发生率为 45%；父母仅一人有高血压的，子女高血压发生率为 28%；父母均无高血压的，子女高血压发生率仅为 3%。

遗传基因有两种类型，一种具有高血压病主基因，随年龄增长必定发生高血压；另一种具有高血压副基因，如无其他诱发高血压的危险因素，则不发病。

12.3.1.4.2 高钠低钾饮食

过量钠盐摄入（＞6 克）会导致不良生理反应，能引起水钠潴留，导致血容量增加，使血管对儿茶酚胺类缩血管因子敏感性增强，同时交感神经末梢释放去甲肾上腺素增加；另外，还能增加血管壁上的血管紧张素受体密度，导致血管过度收缩，外周血管阻力增加，血压升高。

12.3.1.4.3 超重和肥胖

肥胖者的血液总容量增高，心脏的输出量增多，每分钟排入血管的血量增加，使心肌肥厚。肥胖者常多食，他们血液中的胰岛素水平常高于不胖的人，能刺激交感神经功能，使血管收缩，从而增大了血管的外周阻力，造成血压升高；高胰岛素血症引起肾脏对钠的回吸收增多，增加血液容量，也可使血压升高。胖人体内脂肪大量堆积，使血液循环量相应增加，也使小动脉外周阻力增加，心脏必须增加搏出量，才能保证外周组织的血液供应，由此导致了小动脉硬化及左心室肥厚，促使高血压的发生。

12.3.1.4.4 吸烟和过量饮酒

烟草中含 4 000 多种有害物质，会引起交感神经兴奋、氧化应激、损害血管内膜，使血管收缩，血管壁增厚，动脉硬化，不仅使血压升高，还增加冠心病、脑卒中、猝死、外周血管病发生的风险。

高血压的患病率随饮酒量增加而增加，高血压患者中有5% ~ 10% 是由过量饮酒引起的。重度饮酒者脑卒中死亡率比不经常饮酒者高 3 倍。大量饮酒会刺激交感神经兴奋，使心跳加快，血压升高以及血压波动性增大。另外，饮酒后肾素活性升高，肾素—血管紧张素—醛固酮系统活动也会升高。过量饮酒还可能导致其他相关疾病，如脂肪肝、肾功能衰竭、糖尿病、骨质疏松症、老年痴呆等。

12.3.1.4.5 精神长期过度紧张

引起心理压力增加的原因主要有抑郁症、焦虑症。人在紧张、愤怒、惊恐、压抑、焦虑、烦躁等状态下血压会升高，同时心血管病风险也相对增加。

精神过度紧张反复长期的刺激，导致大脑皮层下神经中枢功能发生紊乱，各种神经递质浓度与活性异常，导致交感神经系统活性亢进，血浆儿茶酚胺浓度升高，小动脉收缩增强，外周阻力增大，失去了对血管调节中枢（血管舒张、收缩）的正常调节作用，在血管调节中枢形成固定兴奋灶，以交感神经中枢兴奋占优势，从而导致广泛的小动脉痉挛，周围血管阻力增加，血压升高。

12.3.1.4.6 运动不足

体力活动不足是高血压的危险因素。适量运动可缓解交感神经紧张，增加扩血管物质，降低高血压及其他心血管疾病危险。

12.3.1.5 高血压预防

12.3.1.5.1 适量运动

运动不但能强身健体，还能作为一剂“良方”辅助治疗疾病。与许多慢性病一样，高血压的治疗不能光用药物，还要关注生活方式的干预。除了健康饮食、调节情志，还应该坚持每天做适量的运动。

据研究，运动可降低安静时的血压，一次 10 分钟以上的中低强度运动，其降压效果可以维持 10 ～ 22 小时。长期坚持规律运动，就能增强运动带来的降压效果。

运动原则需因人而异，遵循医生指导，选择合适自己的运动方式，量力而行，循序渐进，持之以恒。常见的运动方式包括有氧运动、肌肉训练、柔韧性运动和综合功能练习。

12.3.1.5.2 低盐均衡饮食

改变高盐饮食习惯，每人每天摄入食盐量不超过 6 克。膳食多样性，保证碳水化合物、蛋白质、脂肪、矿物质、维生素、膳食纤维等均衡摄入。

12.3.1.5.3 控制体重

减肥的最佳方式是控制饮食和适量运动。控制血脂，必要时服用减低血脂的药物，有利于防止心脑血管疾病并发症。

12.3.1.5.4 心理健康

精神紧张、工作压力过大、心理疏导不足，同时缺乏运动是造成压力大的主要原因。因此重视性格修养，面对压力要保持良好的心理状态和健康的生活方式，劳逸结合、保持心情舒畅，避免情绪大起大落。认识自己，目标客观，善于与他人沟通，有苦闷和烦恼时找朋友、父母家人聊聊，主动就医，找心理医生疏导减压。

12.3.1.5.5 戒烟限酒

烟中含有尼古丁，能刺激心脏，使心跳加快，血管收缩，血压升高。立即戒烟，何时戒烟都不晚，戒烟会使血压下降。提倡少饮酒，酗酒是高血压、中风的主要危险因素之一。

12.3.2 糖尿病的预防

糖尿病是由多病因引起人体胰腺不能正常产生胰岛素（胰岛素缺乏）或身体不能正常利用胰岛素（胰岛素抵抗），破坏全身大小血管，导致眼、肾、神经、心脏、血管等器官慢性进行性病变、功能减退及衰竭的慢性病，还可引发急性糖尿病酮症酸中毒、高血糖高渗状态等危症。

糖尿病分为1型糖尿病和2型糖尿病，还有特殊类型糖尿病和妊娠糖尿病。

12.3.2.1 糖尿病症状

糖尿病症状典型为“三多一少”，即多食、多饮、多尿和体重减少。“三多一少”多见于1型糖尿病；2型糖尿病多数发病缓慢，症状相对较轻，半数以上无任何症状；不少患者因慢性并发症、伴发病或仅于健康检查时发现。

12.3.2.1.1 多食

病人易产生饥饿感，食欲亢进，老有吃不饱的感觉，甚至每天吃五六次饭，主食达1～1.5千克，副食也比正常人明显增多，还不能满足食欲。

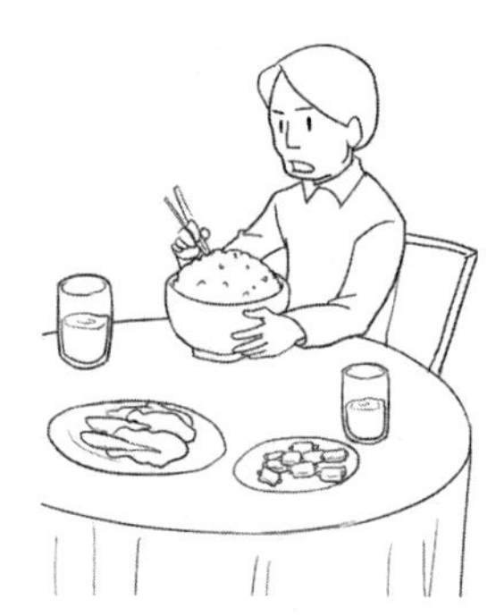

12.3.2.1.2 多饮

烦渴多饮，饮水量和饮水次数都增多，以此补充水分。排尿越多，饮水也越多，形成正比关系。

12.3.2.1.3 多尿

尿量增多，每昼夜尿量达3 000～5 000毫升，最高可达10 000毫升以上，排尿次数也增多。

12.3.2.1.4 体重减少

由于胰岛素不足，机体不能充分利用葡萄糖，使脂肪和蛋白质分解加速来补充能量和热量。其结果使体内碳水化合物、脂肪及蛋白质被大量消耗，再加上水分的丢失，病人体重减轻、形体消瘦，严重者体重可下降数十斤，以致疲乏无力，精神不振。同样，病程时间越长，血糖越高，病情越重，消瘦也就越明显。

12.3.2.1.5 其他

乏力在糖尿病患者中也是常见的，由于葡萄糖不能被完全氧化，即人体不能充分利用葡萄糖和有效地释放出能量，同时组织失水，电解质失衡及负氮平衡等，因而感到全身乏力，精神萎靡。

不少糖尿病患者在早期就诊时，主诉视力下降或模糊，这主要可能与高血糖导致晶体渗透压改变，引起晶体屈光度变化所致。

12.3.2.2 糖尿病的常见病因

12.3.2.2.1 与1型糖尿病有关的因素

与1型糖尿病有关的因素包括自身免疫系统缺陷和遗传因素。前者在1型糖尿病患者查出如谷氨酸脱羧酶抗体（GAD抗体）、胰岛细胞抗体（ICA抗体）等多种自身免疫抗体，损伤人体胰岛分泌胰岛素的β细胞，使之不能正常分泌胰岛素。后者的遗传缺陷表现在人第六对染色体的HLA抗原异常上。

12.3.2.2.2 与2型糖尿病有关的因素

2型糖尿病的病因不是十分明确，现一般认为是具有一定的遗传可能，其危险因素包括老龄化、不健康的生活方式，如体力活动减少、高脂高热量食物、肥胖等。

12.3.2.3 糖尿病危害

糖尿病并发症发生率较高，这与其危害程度有关。

12.3.2.3.1 急性并发症

急性并发症包括糖尿病酮症酸中毒、乳酸性酸中毒、高渗综合征（老年人）、低血糖、合并感染等。

12.3.2.3.2 慢性并发症

由于慢性高血糖，损害全身大小血管，累及心、脑、肾等多个器官，包括：

◇脑部血管受损害，可以引起脑梗死；

◇引起高血压、冠心病、心肌梗死；

◇引起糖尿病肾病，最终可致慢性肾功能衰竭；

◇损害眼视网膜和晶体，引起青光眼、白内障、视物模糊看不清东西，严重失明；

◇周围神经病变，症状包括手脚麻木、刺痛感，身上有小虫子爬的感觉或脚上有踩棉垫的感觉；

◇糖尿病足，原因是足部血运不畅、淤血、营养不良所致，小的损伤就会引起溃疡，久治不愈。

12.3.2.4 糖尿病筛查

早期糖尿病血糖轻度升高时，通常无临床自觉症状，到中后期典型表现为“三多一少”。所以，成年人的糖尿病高危人群，宜尽早开始进行糖尿病筛查。

常见的筛查方法包括口服葡萄糖耐量试验、空腹血糖和餐后两小时血糖。对于除年龄外无其他糖尿病危险因素的人群，宜在年龄≥40岁时开始筛查。首次筛查正常者，宜至少每3年筛查一次。65岁及以上老年人每年1次。

12.3.2.5 糖尿病的诊断

以下指标可诊断为糖尿病：

◇具有典型症状，空腹血糖≥7.0 mmol/L或餐后血糖≥11.1 mmol/L；

◇没有典型症状，仅空腹血糖≥7.0 mmol/L或餐后血糖≥11.1 mmol/L应再重复一次，仍达以上值者；

◇没有典型症状，仅空腹血糖≥7.0 mmol/L或餐后血糖≥11.1 mmol/L，糖耐量实验2小时血糖≥11.1 mmol/L者可以确诊为糖尿病。

12.3.2.6 糖尿病预防

糖尿病是一种可防可治之病，预防措施包括：

◇接受健康教育，学习糖尿病预防和控制知识，特别是生活方式干预；

◇规律运动可以减少脂肪组织和增加细胞对胰岛素的敏感性，降低患非依赖胰岛素糖尿病的危险；

◇均衡饮食，低脂低盐，增加膳食纤维，控制体重，防止肥胖和高脂血症；

◇心理健康，减轻工作压力，避免精神创伤，提高心理应激能力；

◇戒烟限酒。

12.3.3 高脂血症的预防

脂肪是人体需要的碳水化合物、蛋白质、维生素和矿物质等营养素之一，血脂是脂肪在代谢过程中存在于血液中的一种形式，其含量应保持在一定的范围之内，以保证体内正常代谢过程。

12.3.3.1 血脂种类

血脂是我们生命细胞代谢的必需物质，通常以血中总胆固醇、甘油三酯、高密度脂蛋白胆固醇和低密度脂蛋白胆固醇代表体内血脂的水平。

胆固醇是人体组织合成必不可少的成分，如细胞膜的合成、固醇类激素、维生素 D、胆汁酸的形成等有关，胆固醇不足会影响人体的生长发育，过多则可导致冠心病、动脉硬化的发生。

甘油三酯是人体能量的主要来源，维持我们正常活动，如饥饿时可动员脂肪供给热量，存在于皮下、脏器周围起到保温、隔热、缓冲机械冲击的作用，过高可以引发冠心病、肥胖、脂肪肝、糖尿病等一系列疾病。

血脂在血液中运送必须与脂蛋白结合，根据密度大小分为低密度脂蛋白、高密度脂蛋白，前者含有较多胆固醇，是引起动脉硬化的主要成分，称为“坏胆固醇”；后者则可以阻止、清除多余胆固醇在血管壁上的沉积，称为“好胆固醇”。

12.3.3.2 高脂血症

由于脂肪代谢或运转异常使血浆一种或多种脂质高于正常称为高脂血症，分为以下四种类型：

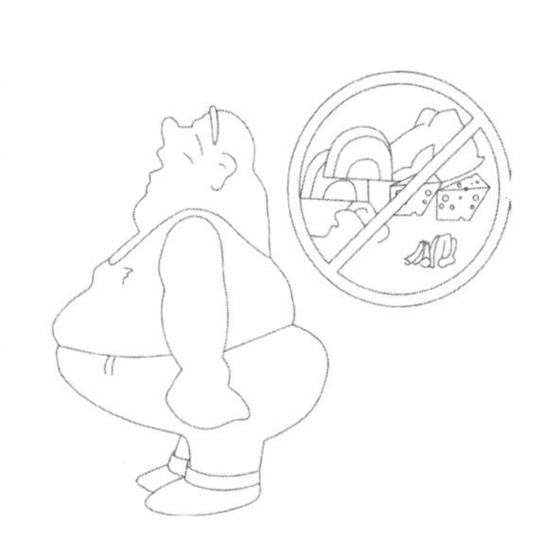

◇高胆固醇血症：血清总胆固醇含量增高，超过 5.72 mmol/L，而甘油三酯含量正常；

◇高甘油三酯血症：血清甘油三酯含量增高，超过 1.70 mmol/L，而总胆固醇含量正常；

◇混合型高脂血症：血清总胆固醇和甘油三酯含量均增高，即总胆固醇超过 5.72 mmol/L，甘油三酯超过 1.70 mmol/L；

◇低高密度脂蛋白血症：血清高密度脂蛋白—胆固醇含量降低，低于 0.9 mmol/L。

12.3.3.3 胆固醇增高的原因

胆固醇的产生主要是在人体肝脏中合成，部分由食物供给，其增高的原因主要包括：

◇在正常饮食基础上过多食入高脂肪、高热量、高蛋白食物，造成体内合成胆固醇的原料过多，则胆固醇的生产相对增多；

◇食用过多本身含胆固醇较高的食物，如动物内脏、肉类、各种禽蛋、奶油、鱿鱼、海鲜、蟹黄、过量干果等；

◇缺乏运动、吸烟、过量饮酒和精神压力过高等会促进胆固醇升高；

◇遗传因素，如家族性高胆固醇血症。

12.3.3.4 甘油三酯增高的原因

◇饮食过量，包括动物油、植物油、主食、甜食、饮料、干果等；

◇过量饮酒，可刺激甘油三酯的合成增加，使甘油三酯明显增高；

◇运动少，甘油三酯在体内消耗少；

◇疾病，如糖尿病、肥胖和甲状腺功能减退等，常伴有甘油三酯高。

12.3.3.5 高脂血症高危人群

◇已有冠心病、脑血管病或周围血管动脉粥样硬化病者；

◇高血压病、糖尿病、肥胖、吸烟者；

◇有冠心病或动脉粥样硬化病家族史者，尤其是直系亲属中有早发病或早病死者；

◇眼部或皮肤有黄瘤或黄疣者；

◇有家族性高脂血症。

12.3.3.6 高脂血症危害

12.3.3.6.1 脂肪肝

高血脂会导致肝功能损伤，长期高血脂会导致脂肪肝，而肝动脉粥样硬化后受到损害、肝小叶损伤后，结构发生变化，可导致肝硬化，损害肝功能。

12.3.3.6.2 高血压、脑血栓和脑栓塞

高血脂血症产生动脉粥样硬化后，会导致心肌功能紊乱，血管紧张素转换酶会大量激活，促使血管动脉痉挛，诱致肾上腺分泌升压素，导致血压升高。

人体一旦形成高血压，会使血管经常处于痉挛状态，而脑血管

在硬化后内皮受损，导致破裂，形成出血性脑中风，而脑血管在栓子式血栓形成状态下淤滞，导致脑血栓和脑栓塞。

12.3.3.6.3 冠心病

当人体由于长期高脂血症形成动脉粥样硬化后，使冠状动脉内血流量变小、血管腔内变窄，心肌注血量减少，造成心肌缺血，导致心绞痛，形成冠心病。

12.3.3.6.4 糖尿病

高血脂可加重糖尿病，所以糖尿病患者除治疗高血糖外，还需要调节血脂，调整血糖能一定程度改善血脂。

12.3.3.7 高脂血症预防

预防高脂血症的原则包括提倡科学合理的饮食结构和健康的生活方式。

高脂血症的饮食原则是“四低一高”，即低热量、低脂肪、低胆固醇、低糖、高纤维膳食。健康的生活方式包括戒烟限酒、减轻体重和增加运动。

12.3.4 肿瘤预防

肿瘤是人体某部位的细胞在致癌因素作用下，使一个或几个细胞的基因受到损伤产生突变，这些细胞不按人体需要、不受人体控制、活跃地无限制地增生，形成肿块。

12.3.4.1 肿瘤类型

肿瘤分两大类，即良性肿瘤和恶性肿瘤（常称为癌症）。

良性肿瘤生长缓慢，除在要害部位占位有影响外，一般对健康和生命没有危害。恶性肿瘤生长迅速，与人体争夺营养，产生有害代谢产物，破坏人体正常器官组织结构，对人体健康极为有害。恶性肿瘤又分癌和肉瘤，癌发病率占多数，肉瘤仅占10%，但恶性程度高。

12.3.4.2 致癌因素

12.3.4.2.1 内在因素

遗传因素属于主要的内在因素，包括显性遗传和隐性遗传。

呈常染色体显性遗传的肿瘤如视网膜母细胞瘤、肾母细胞瘤、肾上腺或神经节的神经母细胞瘤。一些癌前疾病，如结肠多发性腺瘤性息肉病、神经纤维瘤病等本身并不是恶性疾病，但恶变率很高。这些肿瘤和癌前病变都属于单基因遗传，以常染色体显性遗传的规律出现。其发病特点为早年（儿童期）发病，肿瘤呈多发性，常累及双侧器官。

呈常染色体隐性遗传的遗传综合征如 Bloom 综合征易发生白血病和其他恶性肿瘤；毛细血管扩张共济失调症患者易发生急性白血病和淋巴瘤；着色性干皮病患者经紫外线照射后易患皮肤基底细胞癌和鳞状细胞癌或黑色素瘤。这些肿瘤易感性高的人群常伴有某种遗传性缺陷，以上三种遗传综合征均累及 DNA 修复基因。

遗传因素与环境因素在肿瘤发生中起协同作用，而环境因素更为重要。决定这种肿瘤的遗传因素是属于多基因的。目前发现不少肿瘤有家族史，如乳腺癌、胃肠癌、食管癌、肝癌、鼻咽癌等，还有性别、年龄、种族因素。

12.3.4.2.2 外在因素

外在因素包括化学致癌因素、物理致癌因素、生物致癌因素和其他致癌因素。

化学致癌物引起人体肿瘤的作用机制很复杂。少数致癌物质进入人体后可以直接诱发肿瘤，这种物质称为直接致癌物；而大多数化学致癌物进入人体后，需要经过体内代谢活化或生物转化，成为具有致癌活性的最终致癌物，方可引起肿瘤发生，这种物质称为间接致癌物。常见的化学致癌因素包括如亚硝胺类、多环芳香烃类、烷化剂类和某些金属如铬、镍、砷等。

接触物理致癌因素放射线可引起甲状腺肿瘤、肺癌、骨肿瘤、皮肤癌、多发性骨髓瘤、淋巴瘤等，长期的日晒致皮肤黑色素瘤等。

生物致癌因素如人类乳头状瘤病毒与人类上皮性肿瘤尤其是子宫颈和肛门生殖器区域的鳞状细胞癌发生密切相关；EB 病毒与伯基特淋巴瘤和鼻咽癌密切相关；流行病学调查显示乙型肝炎与肝细胞性肝癌有密切的关系；幽门螺杆菌引起的慢性胃炎与胃低度恶性 B 细胞性淋巴瘤发生有关。

其他致癌因素包括不当的生活方式，如抽烟、酗酒、熬夜、缺少运动、脂肪摄入量过高等，可增加肿瘤发生的机会；某些不良的心理因素，如工作紧张、竞争激烈、精神压力大，可增加肿瘤发生的风险。

12.3.4.3 癌症十大警号

癌症常可出现的症状可归纳为十个方面，有人称为“癌症十大警号”，包括：

◇乳房、皮肤、舌部或身体其他部位可触及的不消退肿块；

◇疣或痣发生明显变化；

◇持续性消化不良；

◇吞咽时胸骨后不适，食管内感觉异常、轻微疼痛、轻度哽噎感；

◇耳鸣、听力减退、鼻塞不通气、流鼻血，有时伴有头疼或颈部肿块；

◇月经期外或绝经后阴道流血；

◇持续性干咳、痰中带血丝、声音嘶哑；

◇大便习惯改变、便秘与腹泻交替、大便带血变形；

◇久治不愈的伤口、溃疡；

◇不明原因的消瘦。

12.3.4.4 癌症预防

肿瘤预防措施包括远离各种环境致癌风险因素，预防肿瘤发病相关的感染因素、改变不良生活方式、适当的运动、保持精神愉快以及针对极高危人群或者癌前病变

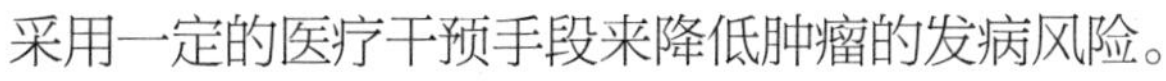

采用一定的医疗干预手段来降低肿瘤的发病风险。

12.3.4.4.1 病因预防

改善工作、生活环境，不良生活习惯，减少或避免致癌物质进入体内，从病因上进行有效地预防。

12.3.4.4.2 饮食防癌

提倡科学饮食，合理安排饮食结构，摄入含有能增强体质，能抑制、阻断、破坏致癌物，能促进受损伤细胞修复的各种有益物质的食品，对预防癌症具有重要意义。

12.3.4.4.3 积极治疗癌前病变

经久不愈的溃疡、组织异常增生、息肉、黏膜白斑、具有明显变化的色素痣和疣比较容易转变为癌，称为癌前病变，应积极治疗防止癌变。

文字 / 石新山、何家禧、刘婧

插图 / 何静雯、柴可葳